JN124366

『改訂 マスター栄養教育論実習』補遺

2022 年 8 月 ㈱建帛社

　2021 年 3 月 31 日に厚生労働省より「妊娠前からはじめる妊産婦のための食生活指針」が公表されたこと等を踏まえ，本書中の記述を下記の通り修正いたします。

p.48 9 行目

修正前	栄養教育の教材には「妊産婦のための食生活指針」があり
修正後	栄養教育の教材には「妊娠前からはじめる妊産婦のための食生活指針」があり

p.48 13 行目

修正前	「妊娠期の至適体重増加チャート」(表3−1)では，
修正後	「妊娠中の体重増加指導の目安」(表3−1)では，

p.48

表 3-1 妊娠期の至適体重増加チャート　下記に差し替え

表 3-1 妊娠中の体重増加指導の目安[1]

妊娠前の体格[2]		体重増加指導の目安
低体重(やせ)	BMI 18.5 未満	12〜15 kg
普通体重	BMI 18.5 以上 25.0 未満	10〜13 kg
肥満(1 度)	BMI 25.0 以上 30.0 未満	7〜10 kg
肥満(2 度以上)	BMI 30.0 以上	個別対応(上限 5kg までが目安)

1 「増加量を厳格に指導する根拠は必ずしも十分ではないと認識し，個人差を考慮したゆるやかな指導を心がける」産婦人科診療ガイドライン編 2020 CQ 010 より。
2 体格分類は日本肥満学会の肥満度分類に準じた。

（出典 厚生労働省，2021）

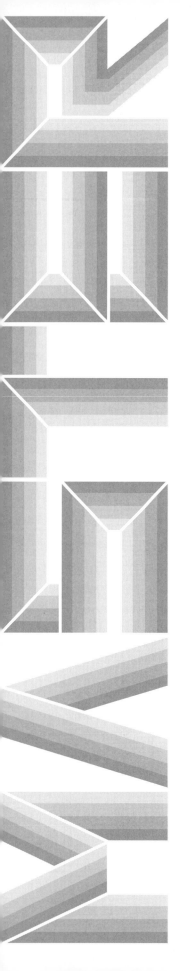

改訂
マスター 栄養教育論実習

編著：佐藤 香苗
　　　杉村留美子

共著：安達内美子
　　　川野 香織
　　　隈元 晴子
　　　水津久美子
　　　多田 賢代
　　　丹野久美子
　　　平田なつひ
　　　村上　　淳
　　　安原 幹成

建帛社
KENPAKUSHA

はじめに

　管理栄養士は国家資格です。したがって，科学の進歩と社会の変化に的確に対応するために，常に知識の修得，スキルの向上を図り，専門職として国民のために役立てる能力を身に付けることが求められます。

　平成28年3月に実施された第30回管理栄養士国家試験から，改定された出題基準が適用され，応用力試験の出題数が20問に倍増し，栄養管理を実践する上で必要な思考力，判断力がより重視されるようになりました。第32回管理栄養士国家試験からは3月中に合格発表が行われることからも，保健・医療・介護・福祉・教育などの現場では，これらの能力を獲得した人材を必要としていることがわかります。

　管理栄養士の業務に欠かせない，「日本人の食事摂取基準」も2015年版では，健康の保持・増進，生活習慣病の発症予防とともに重症化予防にまで視野が広がっています。平成27年12月公表の「日本食品標準成分表」もまた，食品の種類や成分について，栄養・健康をめぐる研究の進展による情報ニーズの変化に対応するために大規模な改訂が行われました。

　さらに，平成28年度の診療報酬の改定では，栄養食事指導料が20年ぶりに評価見直しとなり，大幅な点数増と対象疾患の拡大が実現しました。地域包括ケアシステム推進のための取り組みを強化すべく，管理栄養士もいよいよ在宅に目を向けざるを得ない状況です。

　このような情勢のなか，本書では具体的な教育案を多数示すことで，知識や態度，行動を変容させる方略をイメージできるようにし，個人・小集団・集団それぞれを対象とした効果的な栄養教育において，現場ですぐに実践できる力を身に付けられるよう編纂しました。今までの類書であまり扱われていなかったロールプレイやSP演習（模擬患者を用いた面接技法），OSCE（客観的臨床能力試験）を丁寧に取り扱い，これらシミュレーション学習をとおしてこれからの管理栄養士に必要とされる高度な実践力の育成を目指すとともに，学生が苦手としがちな統計学にも頁を割いてわかりやすく説明しています。

　本書は，講義書『マスター栄養教育論』（建帛社）の内容とあわせて作成しました。詳細な理論は講義書にゆずり，実習・演習を効果的に進めることができるよう工夫をしています。管理栄養士養成校の学生さん，現場で活躍している管理栄養士の方々の学びに，併せて活用いただきたく思います。また，よりよい書となるよう，皆様のご批判，ご助言を賜れれば幸いです。

　最後に，講義書とあわせて本書の作成の機会をくださり多大なご支援を賜りました建帛社筑紫和男氏はじめ刊行にご尽力くださったすべての皆様に厚くお礼申し上げます。

2016年4月

編者・執筆者を代表して　佐藤　香苗

改訂にあたって

　本書は，2016（平成28）年に初版を発行し，刷を重ねてきました。初版発行後，2019（平成31）年3月に「管理栄養士国家試験出題基準（ガイドライン）」が改定され，同（令和元）年12月には「日本人の食事摂取基準（2020年版）」が公表されました。特に，「管理栄養士国家試験出題基準（ガイドライン）」では，従前は大項目とされていた「ライフステージ・ライフスタイル別栄養教育の展開」が中項目に変更され，それに替わって「理論や技法を応用した栄養教育の展開」が大項目に設置され，行動科学を中心とした理論・モデル・概念ならびにカウンセリング技法や行動変容技法を活用した，より実践的な栄養教育活動を展開できる人材養成の方向性・姿が求められることになりました。

　本書の改訂にあたっては，これらのことを反映し，今まで第2章では「栄養教育のための統計学」としていたところを，「動機づけ面接を援用した栄養教育」として，内容を大幅に変更しました。動機づけ面接は，カウンセリングのクライエント中心的な面と目標設定を支援する準指示的な面をあわせもつスタイルのため，対象者の行動変容の準備性に応じた栄養教育をより行いやすい特徴を有しています。栄養教育は，クライエントの自律性を尊重し，クライエントとの協働作業であることをイメージできるように具体例を示しました。第3章「栄養教育の実際」においても，「管理栄養士国家試験出題基準（ガイドライン）」を意識して行動科学理論・モデル，行動変容技法を取り入れることで，実践につながる演習プログラムや学習指導案を多く提示するように努めました。

　記述の不備など不十分な点も多々あるかと思いますが，さらによりよい教科書となるよう，今後も読者の皆様から忌憚のないご意見をいただければ幸いです。管理栄養士・栄養士養成校のテキストとして，初版と変わらずご活用いただけることを心より祈念します。

　末筆となりますが，改訂版刊行の機会をいただき，その過程において終始，ご助言，ご支援を賜りました建帛社代表取締役社長　筑紫和男氏をはじめ，編集ご担当の皆様に深謝申し上げます。

　　2021年4月

　　　　　　　　　　　　　　　編者・執筆者を代表して　佐藤　香苗

◎本書の活用にあたって

　本書は，栄養教育論分野の演習や実習のための教科書です。ワンポイント形式で用語の説明や実習の進め方をわかりやすく補足しています。さらに各知識や理論について理解を深めるためには，本実習書の姉妹本として出版されている講義書『マスター栄養教育論』をあわせてご活用願います。

○ワークシートをダウンロードして活用できます

　弊社ホームページにて，本書に対応したワークシートをダウンロードして授業に活用できます。

　　　建帛社 HP　https://www.kenpakusha.co.jp/

　上記にアクセスし，書籍検索にて「マスター栄養教育論実習」で検索，本書詳細ページ「関連資料」よりダウンロードできます。

　「第1章　栄養教育のためのアセスメント」「第2章　動機づけ面接法を援用した栄養教育」では，各節に「概要」，「ねらい」，「キーワード」，「用意するもの」，「所要時間」を記しました。所要時間は課題ごとに時間配分を設定しているので，授業時間に合わせて課題を組み立てることができます。示された課題はワークシートを用いて進める実習書となっており，各課題の記載例は本文中に示しています。

　「第3章　栄養教育の実際」では，ライフステージ・ライフスタイル別に栄養教育計画を展開しています。アセスメントにより対象者の選定や実態把握を行い，そこから対象者の課題を抽出して優先順位を決定し，栄養教育マネジメントに沿って計画（plan），実施（do），評価（check）を行い，不備なプロセスを改善（act）できるよう作成しています。

○対象の単位（個人，小集団，集団）を考慮した構成

　第3章では，個人，小集団，集団を対象に，14のテーマ別に栄養教育計画例を示しています。各節の冒頭に対象の単位を提示していますので，参照して活用ください。授業の進め方を考慮して，以下のような構成としました。
　①各グループが1つのテーマを選択する。
　②アセスメント結果から対象者の特徴をよく理解し，特有の課題を把握することで，効果的な栄養教育へと展開させるよう栄養教育計画を立案する。
　③全体計画（2～3回の継続）のうち，1回分の学習指導案を作成する。
　④栄養教育の実施として各グループの発表後，評価を行う。
　さらに，模擬患者（SP : simulated patient）を用いたシミュレーション教育であるSP演習やOSCE（客観的臨床能力試験）プログラムを，ワークシートを活用することで実践できる節も設けています。

〇教科書をご採用いただいた先生方へ

　本書を実習授業でより実践的にご活用いただけるように，ご採用いただいた先生方にのみ，以下の資料を配布しています。

　・「第2章　動機づけ面接法を援用した栄養教育」（p.26）
　　　演習課題の模範解答
　・「第3章8．模擬患者を用いた面接技法（SP演習）」（p.92）
　　　模擬患者およびファシリテーター（教員）用シナリオ例
　・「第3章9．客観的臨床能力試験（OSCE）」（p.108）
　　　観察者（教員）およびSP演習用のシナリオ例と，SPの標準化用資料

　ワークシートのダウンロードと同様に，弊社ホームページの本書詳細ページにアクセスいただき，「採用者特典対象」よりお申込みください。

　健康の維持・増進，および生活の質の向上を目指し，さまざまな対象に合った栄養教育の実践ができる管理栄養士養成のためにも，本書をご活用いただければ幸いです。

目　　次

ワークシート目次

第1章
栄養教育のためのアセスメント

本章のねらい・概要

　栄養教育マネジメントにおいて，まず，栄養教育を必要とする者を選定するための栄養スクリーニングを行い，次に，対象者の実態把握のために栄養アセスメントを行う。栄養スクリーニングとは，対象者のふるい分けを目的とした第1段階の栄養アセスメントであり，広義的には栄養アセスメントに含まれる。

　栄養アセスメントは，栄養教育対象者の栄養素等摂取状況をはじめとする個々の指標について，年齢や性別に応じた食事摂取基準値や，各診療ガイドラインの目標量や判定基準と比較して評価することである。複数の栄養指標を多角的に組み合わせて健康状態や身体状況から栄養評価（栄養診断）をすることにより，栄養に関する問題点を明確にすることが可能となる。栄養アセスメントには，栄養・食事摂取状況や生活活動の状況，身体計測値，臨床検査の数値やその所見，問診や身体観察によって特に栄養摂取に焦点をあてた臨床診査，そして治療歴（現病歴，既往歴），家族歴，これまでの栄養指導歴などが重要な情報となる。

　これらの情報収集の際，それぞれのデータにとどまらず，背景にある対象者の行動，生活習慣，知識，態度，思い，環境，状況等を可能な限り把握するようにしたい。対象者とのラポール形成に努めながら，行動変容の準備性，優先順位を考慮して，栄養教育の目標設定，教育計画の立案へとつなげることが重要である。

　本章では，個人，小集団，集団それぞれの栄養教育において，適切に栄養アセスメントを行うために，具体的な症例や実践例をあげて，関連の知識と技術の定着をはかることを目的とする。

1. 行動変容の準備性を見極める　個人

（1）概　　要

　栄養教育は，人々の健康の維持・増進，および QOL（quality of life）の向上を目指して，より望ましい栄養状態と食生活の実現に向けて，食行動や意識の変容を促し，習慣化させるための人間教育である。そこで，管理栄養士はカウンセリングマインド（傾聴・受容・共感していく姿勢・態度）を身につけ，対象者中心の継続的な支援を行う必要がある。そのためにも，初回の栄養教育（面接）では対象者の状況を正しく把握し，適切な支援を行わなければならない。さらに，その後の栄養教育を継続的に行い，適切な食行動を定着させるためには，対象者とのラポール（rapport：信頼関係）を形成することが大切である。

　本節では，対象者の状況をより正確に理解するために，栄養カウンセリングにおいて行動変容の準備性を把握する方法について学ぶ。

（2）ね　ら　い

① 　事前情報から対象者の問題点を把握することができる。

② 　対象者の行動変容の準備性を確認し，それに応じた栄養カウンセリングを行うことができる。

（3）キーワード

　初回面接，行動変容の準備性，栄養カウンセリング技法，ロールプレイ。

（4）用意するもの

　タイマー，ワークシート。

（5）所　要　時　間

　120分 × 2 回（①および②）。

（6）時　間　配　分

① 　説明：20分，課題 1 - 1 ：50分，課題 1 - 2 ：50分。

② 　説明：5分，課題 1 - 3 ：65分，課題 1 - 4 ：40分，解説とまとめ：10分。

> **課題1-1** 対象者の状況を整理しよう。

1）栄養教育（初回面接）の対象者の事例1～3を読み，対象者の状況についてワークシートに沿って整理し，課題を抽出する。

2）対象者（事例1～3）ごとに意見交換する（20分）。
　・糖尿病の病態や合併症の可能性について，どのようなことが考えられるか。
　・食生活において，どのような課題が抽出されるか。

3）対象者の行動変容の準備性について，行動変容段階モデルを踏まえてどのような状態なのか検討する。

●ワークシート1-1：対象者の状況の整理

患者氏名	年齢（　　　）歳，性別（　男・女　）
健康や食行動に対する認識や知識，栄養教育に対する意欲等	
身体状況の実態	
課題	
対象者の行動変容の準備性	

ワンポイント 栄養カウンセリングは，対象者中心の支援であることを踏まえて，対象者の置かれた状況を正しく理解することから始めましょう。

【事例1】アベさん（男性，36歳）

アルコールが大好きで，仕事終わりに行きつけの居酒屋で，一人で夕飯を兼ねて酒を飲むのが日課となっている。学生時代はラグビー部に所属していたが，社会人となって運動する機会を失ったが食欲は変わらず，12kg増加した。一人暮らしの上，仕事が忙しいので，最近では飲むことと食べることでストレスを解消している。食事は，ほぼ外食かコンビニに頼る生活。父と祖父が糖尿病を患ったが，自分はまだ若いから発症しないと思っている。

身長	171.0cm	体重	82.0kg	BMI	28.0kg/m²
空腹時血糖	141mg/dL	HbAlc	7.1%	血圧	137/88mmHg
TG	243mg/dL	HDL-C	58mg/dL	LDL-C	147mg/dL
AST	42IU/L	ALT	48IU/L	γ-GTP	60IU/L
尿糖	+	尿蛋白	−		

【事例2】イトウさん（男性，48歳）

母が糖尿病のため気をつけていたつもりだが，単身赴任生活中に体重が増加してしまった。昨年から本社に戻り，家族とともに生活を始めたが，通勤に2時間かかり，夕食が遅い時間になるため，仕事帰りにカフェに寄って軽食をとり，帰宅してから夜食をとる習慣がついてしまった。高校生の息子と中学生の娘がおり，今仕事を休むわけにはいかないので，糖尿病と診断されてショックを受けている。

身長	165.0cm	体重	70.0kg	BMI	25.7kg/m²
空腹時血糖	130mg/dL	HbAlc	6.6%	血圧	142/82mmHg
TG	171mg/dL	HDL-C	45mg/dL	LDL-C	120mg/dL
AST	28IU/L	ALT	32IU/L	γ-GTP	48IU/L
尿糖	+	尿蛋白	−		

【事例3】ウエダさん（男性，64歳）

20年前に糖尿病と診断され，妻とともに治療に励んできたが，昨年妻をがんで亡くし，自分の健康状態に関心がもてなくなった。妻のこともあり，ここ2年ほど通院を中断していたが，職場の健診で糖尿病性腎症の可能性を指摘され，再び治療を開始することとなった。

身長	167.0cm	体重	68.0kg	BMI	24.4kg/m²
空腹時血糖	173mg/dL	HbAlc	8.6%	血圧	145/93mmHg
TG	142mg/dL	HDL-C	38mg/dL	LDL-C	142mg/dL
AST	21IU/L	ALT	27IU/L	γ-GTP	24IU/L
BUN	39.0mg/dL	Cr	3.8mg/dL	eGFR	14ml/分/1.73㎡
K	4.9mEq/L	尿Alb	320mg/gCr		
尿糖	+	尿蛋白	2+		

| 課題1-2 | 栄養カウンセリングの準備をしよう。 |

1）課題1-1から，行動変容を促すための初回栄養カウンセリングの内容を検討する。
　・行動変容の準備性を確認するために，どのような質問が考えられるか。
　・行動変容の準備性を踏まえて，どのような目標の設定が考えられるか。
　・行動変容の準備性を高めるためには，どのような働きかけが有効か。
　・初回面接に有効な媒体，資料は何か。
2）対象者の行動変容段階モデルを踏まえた働きかけについて，意見交換する（20分）。

●ワークシート1-2：栄養カウンセリングの準備

行動変容の準備性の把握のための質問
目標の設定
有効な働きかけ・技法
初回面接に用いる媒体，資料

解 説

　対象者が健康行動の変容に対し，どのような知識や理解，関心をもっているのか，その状況を「行動変容の準備性」という。プロチャスカの行動変容段階モデルを用いることで，対象者がターゲットとしている行動の準備性（レディネス）を把握でき，それに合った働きかけを実践することができる。さらに，実践の前後で自己効力感や意思決定バランスなどの変化を比較することで，教育効果の評価も可能となる。ただし，対象者は適切な準備性の状態ではない場合もあるので，十分な注意が必要である。

> **課題1-3** 栄養カウンセリングを体験してみよう（ロールプレイ）。

1）管理栄養士役，対象者役，観察者役を決める。管理栄養士役はワークシート1-
　2をもとに栄養カウンセリングを進め，対象者役は事例およびワークシート1-1
　をもとに答える（20分）。
2）管理栄養士役は，カウンセリングマインドを活用し，話を進める。観察者役は，
　栄養カウンセリングの技法に着目しながら，対象者の様子を観察する（ワークシー
　ト1-3）。
3）グループで交代しながらそれぞれの役割を体験する。

●ワークシート1-3：栄養カウンセリングの観察シート

観察者名：＿＿＿＿＿＿＿＿＿＿＿＿＿＿＿＿＿＿＿＿＿＿＿＿＿＿＿＿＿

項目	対象者（　　　　　　　　）の態度	管理栄養士の受け止め方 （傾聴，受容，共感，ブロッキング，繰り返し，確認等）
言語的・準言語的表現 （気持ち，感情等）		
非言語的表現 （声・視線・表情の変化，ジェスチャー等）		
質　問		
その他		

> **ワンポイント** ロールプレイは"役割演技法"ともいわれ，ある課題について擬似的場面を設定し，そこに登場する人々の役割を演じる学習方法です。ロールプレイを効果的に行うためにも，対象者の情報をできるだけ詳しく想定し，役割を実演しましょう。

課題1-4　ロールプレイを振り返ってみよう。

1）全員が役割を体験した後，以下の観点で振り返りを行う。

2）グループごとに得られた気づきについて発表する（20分）。

●ワークシート1-4：ロールプレイの振り返り

◎管理栄養士 ・カウンセリングの技法を用いて栄養カウンセリングを進めることができたか。 ・適切な応答や質問をすることができたか。 ・行動変容の準備性を把握し，目標を設定することができたか。 ・対象者の気持ちに寄り添い，ラポールを形成することができたか。
◎対象者 ・初回面接を受けてどのような気持ちになったか。 ・管理栄養士に自分の考えや食生活について正直に話すことができたか。 ・栄養カウンセリングを受けて自分の食生活に対する気づきがあったか。 ・現状を改善するために具体的な行動を起こそうという気持ちになったか。 ・この管理栄養士ともう一度話をしたいと思えたか。
◎観察者 ・カウンセリング技法を効果的に用いていたか。 ・対象者の感情に飲み込まれていなかったか。 ・対象者に対する心理ブロッキング（思い込み，決めつけ）はなかったか。 ・対象者に対して批判的，否定的なかかわりはなかったか。 ・一方的な指導となっていなかったか。 ・管理栄養士，対象者はそれぞれの役割を演じることができていたか。
◎総合 ・対象者の行動変容の準備性はどの段階であったか。 ・どのような行動変容技法や行動科学理論の活用が有効か。

2. 対象者別栄養状態（身体状況）の把握 個人

（1）概　　要

　栄養アセスメントには，個人要因のアセスメントとして，①QOL調査，②身体的栄養状態調査，③食事調査，④食生活調査，⑤食以外の生活習慣調査などが，環境要因のアセスメントとして，⑥食環境調査などがある（図1-1）。その中の②身体的栄養状態調査には，身体計測，臨床検査（生理・生化学検査），臨床診査などがある。

　本節では，最も基本的で重要な身体計測について，対象者に合わせた方法と，その評価法を習得する。

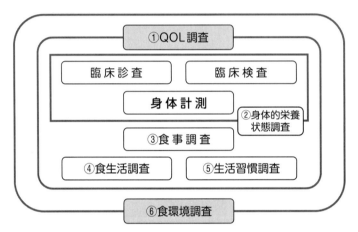

図1-1　栄養アセスメントにおける身体計測の位置づけ

（2）ね　ら　い

　①　対象者に合わせた身体計測の方法を選択できる。
　②　適切な方法で正確に身体計測ができる。
　③　計測値から体格指標などを算出し，栄養状態を評価できる。

（3）キーワード

　身体計測，体重，体脂肪量，体格指標，日本人の新身体計測基準値（JARD2001）。

（4）用意するもの

　身長計，体重計，メジャー，ピンチ・キャリパー（皮脂厚計），三角定規（大），膝高計測器，計算機，JARD2001，ワークシート。

（5）所要時間

　120分。

（6）時間配分

　説明：30分，課題2-1：20分，課題2-2：50分，発表・解説：20分。

●ワークシート1-5：対象者別身体計測法と体格指標

対象者	身体計測法	体格指標・判定基準
乳　幼　児	身長 体重	
児　童　生　徒	肥満度（％）	
寝たきりの 高　齢　者 （立位が取れない場合）	身長	

解　説

　乳幼児は，身長，体重のほかに頭囲や胸囲を測定することもある。また，身長と体重の測定法も，2歳未満と2歳以上で異なるので注意が必要である。

　乳幼児期から学童期，思春期は成長が著しく，成人と体格指標が異なる。

　寝たきりの高齢者などでは，立位での身長計測が難しいため，身長の推定を行う。体重については，ベッドや車いすのままで計測可能な体重計があるが，上腕周囲長，肩甲骨下部皮下脂肪厚，下腿周囲長，膝高から推定も可能である。

　身体計測は2回行い，2つの値が規定誤差範囲以内であればその平均値を，範囲外の場合には3回目を測定し，誤差範囲内の2値の平均値を採用する。

　　測定誤差範囲　・BH：1 cm　　・BW：0.1kg　　・SSF：4 mm
　　　　　　　　　・AC：0.5cm　　・TSF：4mm　　・CC：0.5cm

　JARD2001の発表により，身体計測を用いた栄養アセスメントは，傷病者および健常者の栄養状態を把握する手段として，より簡便に幅広く利用することが可能になった。

課題2-2　2人1組になり，身体計測と評価をしよう。

●ワークシート1-6：身体計測記録票

<table>
<tr><td colspan="6">＿＿＿＿＿＿＿＿＿＿＿＿様（男性・女性）年齢＿＿＿＿歳の身体計測結果</td></tr>
<tr><td colspan="6" align="right">計測日：　　　年　　　月　　　日
計測者：＿＿＿＿＿＿＿＿＿＿＿</td></tr>
<tr><td rowspan="2">項　　目</td><td colspan="4">計　測　値</td></tr>
<tr><td>1回目</td><td>2回目</td><td>（3回目）</td><td>平均値</td></tr>
<tr><td>身　長［BH］</td><td>cm</td><td>cm</td><td>cm</td><td>cm</td></tr>
<tr><td>体　重［BW］</td><td>kg</td><td>kg</td><td>kg</td><td>kg</td></tr>
<tr><td>膝　高［KH］</td><td>cm</td><td>cm</td><td>cm</td><td>cm</td></tr>
<tr><td>肩甲骨下部皮下脂肪厚
［SSF］</td><td>mm</td><td>mm</td><td>mm</td><td>mm</td></tr>
<tr><td>上腕周囲長［AC］</td><td>cm</td><td>cm</td><td>cm</td><td>cm</td></tr>
<tr><td>上腕三頭筋皮下脂肪厚
［TSF］</td><td>mm</td><td>mm</td><td>mm</td><td>mm</td></tr>
<tr><td>下腿周囲長［CC］</td><td>cm</td><td>cm</td><td>cm</td><td>cm</td></tr>
<tr><td>腹囲（臍部）</td><td>cm</td><td>cm</td><td>cm</td><td>cm</td></tr>
</table>

<table>
<tr><td colspan="2">項目：　計算式，参考値</td><td>値</td></tr>
<tr><td colspan="2">身長の推計：　男性　64.02＋（膝高×2.12）−（年齢×0.07）
　　　　　　　女性　77.88＋（膝高×1.77）−（年齢×0.10）</td><td>cm</td></tr>
<tr><td colspan="2">BMI：　体重(kg)÷〔身長(m)〕^{2}，JARD 基準値（　　　　　）</td><td>kg/m^2</td></tr>
<tr><td colspan="2">標準体重［IBW］：　〔身長(m)〕^{2}×22</td><td>kg</td></tr>
<tr><td colspan="2">%IBW：　体重÷IBW×100</td><td>%</td></tr>
<tr><td colspan="2">皮下脂肪厚：　SSF＋TSF</td><td>mm</td></tr>
<tr><td colspan="2">%AC：　AC÷JARD 基準値（　　　　　）×100</td><td>%</td></tr>
<tr><td colspan="2">%TSF：　TSF÷JARD 基準値（　　　　　）×100</td><td>%</td></tr>
<tr><td colspan="2">上腕筋囲長［AMC］：　AC（cm）− TSF（mm）÷10×3.14</td><td>cm</td></tr>
<tr><td colspan="2">%CC：　CC÷JARD 基準値（　　　　　）×100</td><td>%</td></tr>
</table>

3．習慣的な栄養素等摂取量の把握 個人

（1）概　　要

　栄養アセスメントには，食事調査として食事記録法（秤量法，目安量法），写真撮影法，陰膳法，24時間思い出し法，食物摂取頻度調査法，食事歴法などがある。それぞれの特徴や長所・短所を把握し，栄養教育の目的に応じて選択する。食事記録法と写真撮影法を併用するなど，短所を補うように組み合わせて実施することもある。

　本節では，食事調査のゴールドスタンダードである食事記録法（秤量法）と24時間思い出し法を取り上げ，具体的な実践方法を学ぶ。個人の栄養素等摂取量を算出し，栄養状態の評価，抽出した優先課題の改善策を提案するまでの一連を実践する。

（2）ね　ら　い

　①　食事記録法（秤量法）と24時間思い出し法を実施することができる。

　②　食事調査から算出した栄養素等摂取量から栄養状態を評価して，優先課題の改善策を提案することができる。

　③　食事記録法（秤量法）や24時間思い出し法の特徴や短所・長所をあげ，写真撮影法を併用した場合に補える効果について説明することができる。

（3）キーワード

　食事調査，食事記録法（秤量法），24時間思い出し法，写真撮影併用法。

（4）用意するもの

　栄養価計算ソフト，日本食品標準成分表，日本人の食事摂取基準，デジタル秤，ワークシート。

（5）所要時間

　150分。

（6）時間配分

　説明：10分，課題3-1：事前課題，課題3-2：60分，課題3-3：60分，課題3-4：20分。

> **課題3-1**　食事記録法（秤量法）で自分の食事調査を実施し，栄養素等摂取量を算出しよう。

　日頃の食事（非連続の2日間）を対象に，飲食物を記録する。食品の分量は，秤や計量スプーンで量れるものを全て計量して記す（ワークシート1-7）。

●ワークシート1-7：食事記録法（秤量法）を用いた食事調査〈例〉

　　　　　　年　　月　　日（　　）【1日目・2日目】

食べたもの，飲んだものは全て記入し，残した場合の分量も記してください。

区分	料理名	食品名	重量（g）（目安量）	残した分量
朝食	パン ハムエッグ 牛乳 果物	食パン 卵 ハム しょうゆ 牛乳 りんご（皮なし）	100（4枚切） 50（Mサイズ） 10 5 200mL 50	
昼食	とろろそば （外食）	そば とろろ ねぎ のり	通常盛り	スープ　1/3量
夕食	ごはん とんかつ （惣菜） みそ汁 ビール	ごはん とんかつ（豚ロース） とんかつソース キャベツ 豆腐 わかめ（乾燥） みそ ビール（5％）	180 120 10 30 20 1 15 350mL	
間食	サンドイッチ 缶コーヒー （市販品）	卵サンド ○○コーヒー，無糖（△△社）	2切れ 190（1缶）	

朝食欄の注記：
- 食卓で使用した調味料の記載漏れに注意する
- 生（調理前）の計量を基本とする。食品成分表に調理後の記載がある食品は，調理後の重量を量る

昼食欄の注記：
- 外食のため重量を量ることができない場合は，サイズや店名を記す

夕食欄の注記：
- 揚げ油の重量は吸油率を考慮して記す。惣菜の場合も揚げ油を忘れずに計算する
- 酒類はアルコール度数を記す

間食欄の注記：
- 市販品は商品名とメーカー名を記す

> **課題3-2**　管理栄養士，対象者，観察者の3人1組となり，食事記録法（秤量法）の結果を用いて対象者の栄養状態をアセスメントしよう。

　管理栄養士は，対象者の栄養素等摂取量の結果（課題3-1）を説明し，課題の抽出および改善策を提案する。観察者は，説明に漏れがないかメモをとりながら観察する。

ワンポイント　個人の栄養状態は，身体計測，生化学検査，臨床診査，食事調査から総合的に判断します。そのため，食事調査のみで栄養障害を判定することはできませんが，食品の種類や調理法，食習慣や嗜好など食事記録法から得られる情報は多くあります。

> **課題3-3**　管理栄養士，対象者，観察者の3人1組となり，ワークシート1-8に沿って24時間思い出し法を用いた栄養アセスメントを実施しよう。

　管理栄養士は，対象者の前日の飲食物を全て聞き取る。観察者は，正しく聞き取れているかメモをとりながら観察する。
　①　管理栄養士はあいさつの後，対象者の氏名を確認し，職業や家族構成などをたずねる。
　②　行動から思い出す飲食物（前日の朝食から夕食および間食）を全て聞き取り，目安量を記録する。重量がわかる場合は重量を記載する。起床から就寝までの生活行動をたずねると，行動と連動して食事を思い出すことができ，聞き漏れを防ぐことにつながる。
　③　外食，中食（惣菜，持ち帰り弁当），内食（主に手作り）を聞き取る。特に，外食や市販品は含まれる食品の記憶があいまいになるので，追加質問をしながら具体的な内容を聞き取る。
　④　聞き取りの際には，目安量の認識を対象者と共有するために，料理の写真やフードモデルを活用するとよい。
　⑤　観察者は，聞き漏れがないかを確認し，管理栄養士に助言する。
　⑥　聞き取りを終えた後に，管理栄養士は目安量から推定した重量を記す。

ワンポイント　24時間思い出し法は，目の前にいる対象者に管理栄養士が直接聞き取ることができる調査法です。例えば，「ヨーグルト」と回答があった際，加糖の加工品なのか，プレーンヨーグルトに何かを加えて食べたのか等の確認をして，調査の精度を高めていきます。

●**ワークシート1-8**：24時間思い出し法を用いた栄養アセスメント〈例〉

調査日　　　年　　月　　日（　）		調査時刻　　　　　：		氏名		
年齢　　　歳	性別　男・女	職業		家族構成		
行動の思い出し　　起床→						

	料理名	食品名	目安量	重量（g）	備考
朝食 食事形態 　内食 　中食 　外食	ごはん	ごはん	小茶碗1杯	140	
昼食 食事形態 　内食 　中食 　外食					
夕食 食事形態 　内食 　中食 　外食					
間食					

生活習慣や食行動で気づいたこと（調理の有無や食への関心，行動変容の準備性，運動習慣など）

> **課題3-4** 食事記録法（秤量法）と24時間思い出し法の特徴と長所・短所をあ
> げてみよう（ワークシート1-9）。写真撮影法を併用した場合に補うことがで
> きる効果について話し合おう。

ワンポイント 写真撮影法とは，飲食物を対象者自身がカメラで撮影して記録する方法です。
スマートフォンの普及により簡便に撮影できる人が増えたこともあり，他の食
事調査との併用が可能となりました。管理栄養士は，記録された写真画像から
食品の摂取量を推定するので，撮影の際には，基準スケールとなるものと一緒
に撮影するよう依頼し，推定量の判断に活用するとよいでしょう。

●ワークシート1-9：食事記録法（秤量法）と24時間思い出し法の特徴のまとめ

	食事記録法（秤量法）	24時間思い出し法
特徴		
長所		
短所		
写真撮影法と併用の効果		

4. フォーカスグループインタビュー　　　　　小集団

（1）概　　要

　フォーカスグループインタビューは，対象者が取り組むべき課題について，定型的で量的な情報だけではなく，より深みのある質的情報を得ることで，問題を多面的に，かつ明確にするために実施する。得られたデータは，身体計測や臨床検査・臨床診査，食事調査などのアセスメントで得られた情報を補完することができ，また，プログラム実施後の評価に活用することができる。さらに，アンケート調査票を設計する際に，設問に使う言葉や表現が妥当であるかどうかなどについて検討する場合にも利用可能である。

　本節では，設定されたテーマに対する学習者の生の声として，考えや態度，価値観など，集団内のグループダイナミクスによって生まれる情報について，体系的に整理する一連の方法を実践的に学ぶ。

（2）ね　ら　い

① 　質的な情報収集の特徴や方法について理解する。

② 　学習者にとっての話しやすい環境づくりや，個人間のグループダイナミクスの促しを意識しながら，インタビューガイドに沿って進行あるいは記録をとることができる。

③ 　重要アイテムと重要カテゴリーを抽出し，課題を整理することができる。

（3）キーワード

　フォーカスグループインタビュー，グループダイナミクス，インタビューガイド，逐語記録。

（4）用意するもの

　ホワイトボード，付箋，模造紙，サインペン，名札，録音・録画機器（スマートフォン，ボイスレコーダー，ビデオカメラ）。

（5）所　要　時　間

　120分×2回（①②および③）。

（6）時　間　配　分

①② 　説明：10分，課題4-1：30分，課題4-2：50分，振り返り：10分，逐語記録の作成についての説明（次回までの宿題とする）：20分。

③ 　説明：10分，課題4-3：40分，課題4-4：60分，解説とまとめ：10分。

> **課題4-1**　例題1または例題2のテーマに沿って，対象集団の食生活について話し合い，インタビューガイドを作成しよう。

●**ワークシート1-10：インタビューガイド**

〈例題1〉

テーマ	新生活から始める健康習慣
目的	新入生の健康に関する準備要因，実現要因および強化要因を把握し，健康的な食生活を送る上での課題を明らかにする。
対象	4月からひとり暮らしを始めた新入生（18歳）6人
インタビュー内容 （それぞれについて 内容を考える）	【知識】（例）現在食生活を送るにあたって，どのような知識を使っているのか 【態度】 【スキル】 【強化要因】

〈例題2〉

テーマ	今の自分がつくる，未来の自分の健康について語り合う
目的	50歳代になると肥満に関連する疾患のリスクが著増するため，それよりも前の年代から自分自身の健康管理に目を向ける必要がある。そこで，30～40歳代男性の健康に関する準備要因，実現要因および強化要因を把握し，何をどのように変えることで行動変容につながるのかを考え，目標設定やプログラム作成に役立てる。
対象	30～40歳代のリスク要因のある男性社員6人
インタビュー内容 （それぞれについて 内容を考える）	【知識】 【態度】 【スキル】 【強化要因】

ワンポイント　インタビューガイドを作成するにあたり，対象集団の身体状況や栄養素等摂取状況についての特徴を把握しておく必要があります。事前学習として，健康日本21（第二次）や国民健康・栄養調査などの既存データから大まかな課題を抽出しておくと，インタビュー項目を検討しやすくなるでしょう。

> **課題4-2** グループインタビューをしてみよう。終了後は，逐語記録を作成しよう。

1）2つのグループが対となり，一方が学習者，もう一方がインタビューの実施者となる。インタビュアーは課題4-1で作成したインタビューガイドに沿って具体的な質問を行い，学習者は質問内容に応じて順次発言をする。記録者はボイスレコーダーやビデオカメラを用いてインタビュー内容を録音・録画する。20分を1セッションとし，グループの役割を交代する。

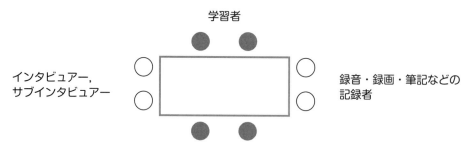

学習者

インタビュアー，
サブインタビュアー

録音・録画・筆記などの
記録者

ワンポイント インタビュアーは目的・方法について説明した後，答えやすい質問から始めるとよいでしょう。自らの発言は最小限にとどめ，学習者の自発的な発言を引き出すよう配慮します。中盤以降はグループダイナミクスが生じるよう，学習者同士の意見交換の様子を見守るように進めます。必要に応じて学習者間の話題をつなげて展開させることや，内容が本筋から逸れそうになった場合には軌道を修正することもインタビュアーの役割です。また，特定の学習者の意見だけを取り上げたりせず，発言の機会を調整することも大切です。

2）インタビュー終了後，録音および録画した内容を文字に起こした逐語記録を作成する。作成した逐語記録はグループ内で共有し，各自熟読する。逐語記録の中から目的に沿っている意味深い内容（重要アイテム）に下線をひく。

●ワークシート1-11：逐語記録票〈例〉

名前(番号)	逐語記録	他の学習者の様子	分析
2	うーん，昼は食堂を利用しているけど，いつも代わり映えのしないメニューだから，早くて安くて飽きないのを選んじゃう。だからカレーとかそばが多いかな。無難ですしね。	1，3大きくうなずく	メニューの選択肢が少ない 時間がない 安い価格
3	私も2に同感です。昼休みに外に出ると時間が足りなくなるから，食堂を利用したいんですが，これさえ食べればよいというバランスのよい安い定食が食堂にあるといいですね。	1，2，4全員肯定	時間がない 食堂への要望

> **課題4-3** 逐語記録に基づいて，一次分析（重要アイテムの抽出）と二次分析（重要カテゴリーの抽出）をしてみよう（グループディスカッション）。

逐語記録に記した重要アイテム1つにつき，1枚の付箋にそのまま書き写していく。付箋は模造紙（またはホワイトボード）に貼っていき，目的と照らし合わせて意味のある情報の体系的なまとまりごとに分類する。同じ仲間を束ねた付箋の集合に見出しをつけ，カテゴリー化する。

●ワークシート1-12：重要アイテムの抽出とカテゴリー化〈例〉

重要カテゴリー	重要アイテム（意味深い内容）	共感した人数
食堂メニューの充実	・いつも代わり映えのしないメニュー	2人
	・これさえ食べればよいというバランスのよい安い定食が食堂にあるといいですね	3人

ワンポイント グループワークの際，メンバー全員で逐語記録を Google ドキュメントにて共有すると，紙媒体を使用するよりも重要アイテムについての意見交換がしやすくなります。また，課題4-3についても，逐語記録とは別の Google ドキュメント上に重要アイテムを箇条書きしたものを作成して，体系的なまとまりごとに整理することで，カテゴリー化を行うことができます。

> **課題4-4** レポートを作成し，グループごとに成果報告してみよう（発表）。

データ分析の結果を目的に照らし合わせながら，対象集団の課題やニーズを抽出する。また，明確化された課題やニーズをどのように計画立案に生かすことができるかについて考察し，レポートにまとめる。レポートを提出したら，録音や録画のデータは速やかに消去すること。

解説

ここでは，フォーカスグループインタビューを用いて，対象となる小集団のアセスメントを行う方法について紹介した。実際には，全新入生（例題1）や30〜40歳代の全社員（例題2）など，当該小集団が含まれる集団を対象とした食生活や食行動に関するアンケート調査を実施し，現状について多面的に明らかにした上で，グループインタビューの結果を組み合わせて課題抽出を行うことが望ましい。

5. 一次データとしての質問紙設計 集団

（1）概　　要

　アンケート調査票は，臨床での聴診器に匹敵する「重要なアセスメントツール」である。実施する前に「調査の必要性と目的」の確認が重要となる。

　本節では，図1-2に示す「調査の計画・準備」として，アンケート調査の動機（テーマ）・規模・目的（仮説）を明確にし，アンケート調査票の作成手順と具体的な方法について学ぶ。

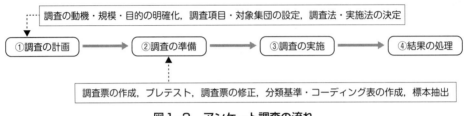

図1-2　アンケート調査の流れ

（2）ね ら い

① 調査目的・対象者を明確にし，調査法・実施法，仮説（図1-3）を設定できる。

② 調査目的を達成するための質問項目を立案できる。

③ アンケート調査票を作成し，プレテストの結果から修正することができる。

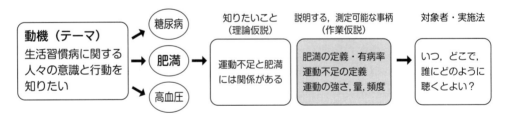

図1-3　仮説の設定

（3）キーワード

　アンケート調査，質問文，回答選択肢，プレテスト。

（4）用意するもの

　参考資料（国民健康・栄養調査など），ワークシート。

（5）所 要 時 間

　120分。

（6）時 間 配 分

　説明：10分，課題5-1：30分，課題5-2：40分，発表・解説：40分。

課題5-1　アンケート調査の目的・必要性を，出典を添えて明確にしよう。

●ワークシート1-13：アンケート調査の目的と必要性

項目	明らかにしたいこと	なぜ？（必要性，出典）
テーマ		
理論仮説		
作業仮説		
対象集団		
対象者特性		

＊出典は，調査主体と資料名，調査年月を記載。
＊市町村データが入手できない場合，都道府県データを記載する。

> **課題5-2** 次に示す質問文と回答選択肢を読み，問題点とその改善案を記そう。

●ワークシート1-14：質問文，回答選択肢の作成と修正

質問文	問題点	改善案
1か月に何冊くらい，本を読みますか？		
インスタント食品は体に悪いので，極力食べないほうがよいと思いますか？		
給食を直営でつくらない入院施設で病院食をとらなくても，あなたの栄養バランスに悪影響が出ないと思いますか？		
あなたは食の安全性についてどう思いますか？		
有害微生物（細菌，ウイルス等）による食中毒に不安を感じる人がたくさんいますが，あなたはどう思いますか？		
遺伝子組換え食品は健康によいのでしょうか？ あなたは，遺伝子組換え食品を買いますか？		

回答選択肢	問題点	改善点
「あなたは普段どこでお酒を飲みますか？」 A．大学周辺　B．下宿先　C．その他		
「あなたは普段どこでお酒を飲みますか？」 A．新宿駅周辺　B．恵比寿駅周辺　C．渋谷駅周辺		
「……には賛成ですか，反対ですか？」 A．反対　B．やや反対　C．賛成とはいえない D．賛成		
「家族で外食に出かけますか？」 A．ほとんど出かけない　B．どちらともいえない C．しばしば出かける		
「あなたは，ひと月に家族で何回外食に出かけますか？」 A．1回以下　B．2〜5回　C．6回以上		

質問法による回答の違い	相違点	対処法
〈オープン・クエスチョン〉 「あなたが自分ではどうすることもできなくて，思いがけなく巻き込まれる人為的災害（自然災害を除く）について，何を思い浮かべますか？」 「そのうち，あなたが一番危険だと感じているものを1つだけお知らせください」		
〈クローズド・クエスチョン〉 「あなたは列車脱線事故の危険性について不安を感じますか？」 A．非常に感じる　B．かなり感じる C．少しは感じる　D．全く感じない　E．その他		

《質問文，回答選択肢の留意点》

◎質問文作成の大原則：質問意図を明確に短く

・言葉遣い（ワーディング，wording）に気をつける：あいまいな表現を避ける。簡単な用語を用いる。否定語を多用しない。ダブルバーレル項目は用いない。

・誘導的な質問をしない：イエス・テンデンシー，キャリーオーバー効果を避ける。

・個人的な質問と社会的な質問とを区別する。

◎質問法によって回答が変わる

・オープン・クエスチョン：回答選択肢を設けず，回答者に自由に答えてもらう形式

・クローズド・クエスチョン：回答選択肢があらかじめ与えられている形式

《調査票の構成とプレテストの実施》

◎調査票の構成

・表紙，調査の名称，主体（実施機関），簡単な目的，期間，記入法，連絡先：平易な差し障りのない質問から始め，重要な質問は中ほどに，フェイスシート（face sheet：年齢，性別，学歴，職業など個人的な属性）は最後におく。

・調査に関する自由回答欄や謝辞を忘れない。

◎プレテスト（pre-test）をする

・ターゲットと近い数人に予備試験を行い，不適切な質問や選択肢を修正する。

・プレテストができなくても第三者に必ず調査票をチェックしてもらう。

6. 二次データの収集と利用

（1）概　　要

　二次データとは，他者により得られた既存の調査データのことである。政府機関や行政機関，研究機関等が実施したデータがあり，すでにまとめられた形となっているため，調査の手間やコストを削減できるメリットがある。インターネットの利用で，容易にデータを収集することが可能であるが，信頼性をよく検討し，公的機関のデータを優先するなど，注意しながら活用する。

（2）ね　ら　い

　①　二次データの特徴を知り，どのような種類があるのかを知ることができる。
　②　二次データを収集し，利用することができる。
　③　一次データの比較対象となるデータとして活用することができる。

（3）キーワード

　一次データ，二次データ，文献検索，データベース，公的機関。

（4）用意するもの

　パソコン，インターネットへの接続環境。

（5）所　要　時　間

　120分。

（6）時　間　配　分

　説明：20分，課題6-1：30分，課題6-2：30分，課題6-3：30分，解説：10分。

> **課題6-1** 公的な機関や研究所（各府省庁，国立健康・栄養研究所など）から発表された二次データにはどのような種類があるだろうか。調査機関，調査名，主な内容，発表年月，URLを調べ，前節（第1章5）のアンケート調査（一次データ）と関連のあるデータを一覧にしよう。

　厚生労働省の「各種統計調査」，「白書，年次報告書」，総務省の「統計データ」，農林水産省の「統計情報」，内閣府の「白書，年次報告書」などがある。

●**ワークシート1-15**：公的機関や研究所による二次データ〈例〉

No.	調査機関	調査名	主な内容	発表年月	URL
例	厚生労働省	国民健康・栄養調査	国民の身体の状況，栄養素等摂取量および生活習慣の状況	○○年○月	http://www.mhlw.go.jp/bunya/kenkou/kenkou_eiyou_chousa.html

ワンポイント 検索エンジン（Google，Yahoo等）を用いて，例えば"府省庁　食　栄養"と，キーワード入力で検索するとよいでしょう。

> **課題6-2** 前節（第1章5）のアンケート調査（一次データ）の結果から2～3の検索キーワードを示し，文献検索データベースを用いて関連論文を調べてみよう。その中から，二次データとして利用したいと考える文献を一覧にしよう。

　文献検索データベース：CiNii（http://ci.nii.ac.jp/），医中誌webデモ版（http://demo.jamas.or.jp/），PubMed（http://www.ncbi.nlm.nih.gov/pubmed）などは，インターネット上でアクセスが可能である。そのほか，各大学機関での使用契約によって利用できるものがある（有料版）。

●**ワークシート1-16**：文献検索データベースによる検索結果

No.	論文タイトル	著者	雑誌名	巻号	頁	発行年

検索キーワード（　　　　　　　　）（　　　　　　　　）（　　　　　　　）
検索年（　　　）年～（　　　）年　　検索結果（　　　）件

> **課題6-3** 得られた二次データから，前節（第1章5）のアンケート調査（一次データ）の結果と関連するデータを抽出し，比較してみよう。

ワンポイント 二次データからは，対象者や調査目的，調査年度，分類方法など，できる限り一次データに近い結果を抽出しましょう。

第2章

動機づけ面接法を援用した栄養教育

本章のねらい・概要

　動機づけ面接（motivational interviewing；MI）は，第1章で学習した非指示的カウンセリングと比較すると，クライエント中心的な面は同様であるが，さらに，目標設定を支援する志向的・ガイド的な面も含み，クライエントの行動変容に伴う「変わりたい，一方で，変わりたくない」という両価性（アンビバレンス，ambivalence）を探り，その解消によって行動変容を促す技術である。対象者の準備性によって使い分け可能な点を特徴とする。

　MI の根本的な精神は，PACE（ペース）といわれている（表2-1）。

表2-1　MI の根本的な精神

協　働 (partnership)	クライエントの行動変容のためにパートナーシップを結び，話し合いながら進む。
受　容 (acceptance)	クライエントの存在価値を大事にし（絶対的価値），正しい理解のもと（正確な共感），自律を支援し（自律性），是認する。
思いやり・利他心 (compassion)	クライエントの幸福を優先する。クライエントの側に立つ。
引き出す・喚起 (evocation)	クライエントの変わりたい気持ち，価値観，内発的動機を引き出す。

※採用校の先生方のために，本章に掲載している演習課題の模範解答を用意しました。建帛社ホームページにて，本書「採用者特典」をご参照ください。

1．事例で学ぶ MI 不一致

（1）概　　要

　クライエントが行動を変えようとするものの変えられない背景には，解消されていない両価性がある。クライエントが「どうしても寝る前に甘いものを食べてしまう」と発言したら，「それは，ダメですよ」と管理栄養士は，間違いを指摘し，正したくなる。このようなことが続くと，クライエントに両価性がある場合，わかってはいるため，心理的抵抗が強くなり，「嘘をつく，話題を変える，否認や議論をする，自己防衛をする，無言になる，話を聴かない，その場から立ち去る」等，栄養食事指導を受けたくないというサインが現出する。特に，初期段階はクライエントとのラポールが十分には形成されていないため，「正したい反射」のような不適切な対応（MI 不一致）をすると，クライエントの行動変容の妨げとなる。MI において，正したい反射を抑えて共感的に接することが極めて重要である。

　本節では，不適切な対応（MI 不一致）の種類を理解し，適切な言葉がけを学ぶ。

（2）ね　ら　い

　①　不適切な対応（MI 不一致）の具体例を理解する。

　②　正したい反射を抑え，クライエントのよいところ・強みに着目した共感的な言葉がけができる。

（3）キーワード

　正したい反射，MI 不一致，共感，クライエントの強み。

（4）用意するもの

　タイマー，ワークシート。

（5）所 要 時 間

　課題 1−1，1−2 を合わせて45分。

（6）時 間 配 分

　説明：10分，課題：20分，発表とフィードバック：15分。

課題1-1 「どうしても寝る前に甘いものを食べてしまう。その分，夕食のごはんの量を減らしている」と話すクライエントに対する管理栄養士の不適切な発言について，最もあてはまるMI不一致の種類を選択肢の中から選ぼう。

●ワークシート2-1：MI不一致の種類

管理栄養士の発言（MI不一致）	MI不一致の種類
そんなことを続けていては，さらにインスリンの量が増えますよ。	
それなら，運動量を増やすべきですね。ジョギングするのがいいと思います。	
これ以上，血糖コントロールが悪くなったらどうするつもりですか。	
ちゃんと，1日の指示エネルギー量を守ってください。	
あなたのそのやり方は間違っていますよ。	
やる気がないから，できないのですよ。	
現にこうして高い値が出ているわけだし，問題だと思いますよ。	
他の人はできていますし，寝る前の間食をがまんするくらいできますよね。	
ごはんを減らすのは大変でしたね。	

MI不一致の種類：①許可のない情報提供，②警告，③指示，④問題の直面化，⑤説得，⑥ラベル貼り，⑦否定，⑧議論，⑨同情。

ワンポイント MIは，管理栄養士の正したい反射を抑え，クライエントに共感的に寄り添う「対象者中心の支援」から始めて，徐々に変化への動機を高める方向性のある面接へと進めます。まず，クライエントに現状を正当化させる不適切な対応（MI不一致）を避けてもらうように心がけましょう。

課題1-2 「どうしても寝る前に甘いものを食べてしまう。その分，夕食のごはんの量を減らしている」というクライエントに対して，よいところに着目した対応例（台詞）を考えてみよう。

●**ワークシート2-2：**よいところに着目した対応例（台詞）

管理栄養士の台詞（MI一致）	

2．事例で学ぶOARS（オールス）・情報提供とMIのプロセス

（1）概　　要

（i）MIに求められるスキル

共感的な栄養食事指導のはじまりは，前節で学んだように，MI不一致を回避することである。MIに求められるスキルとして，OARS（オールス）＜open question（開かれた質問），affirming（是認），reflecting（聞き返し），summarizing（要約）＞と許可のある情報提供（EPE）がある。

1）O：開かれた質問

質問の仕方には，「開かれた質問（OQ）」と，「閉ざされた質問（closed question；CQ）」がある。「はい」「いいえ」で答える質問や，「AとBでは，どちらが～ですか」といった限定的な答えを求める質問をCQという。一方，「Why（なぜ）」，「What（何を）」，「How（どのように）」など，考え方や感情について自由に答える質問をOQという。

OQは，「間食」，「夜食」，「アルコール」，「塩分制限」など，話し合う栄養食事指導のテーマを設定する時や，クライエントの両価性の有無の確認や変わりたい理由，手段の探索などに有効である。クライエントのあいまいな表現を明確化する場合にも活用できる。「ここまでの感想を教えてください」，「というのは？」，「もう少し詳しく教えてください」，「他には？」などが基本となる。

クライエントの不適切な行動の理由をたずねる際，「なぜ？」を使用すると正したい反射のようになるため，「どのような事情で？」を代用したい。また，「現状維持につながる発言（維持トーク）」になりがちなので，クライエントの発言の「よいところ」に着目して，その理由をたずねることで「変化につながる発言（チェンジトーク）」を引き出すよう心がける。

2）A：是　認

MIの根本的な精神の「受容」に含まれる「是認」とは，クライエントのよいところや強み，努力しているところ，資源などを探索し，注目・承認する態度のことである。技術的には，前回の栄養食事指導の時からの変化をとらえて，口に出して賞賛することである。ノンバーバルコミュニケーション（表情やうなずき，あいづち等によるコミュニケーション）も合わせて行う。

3）R：聞き返し

「聞き返し」はMIの基盤となる技術で，クライエントの発言に対して，クライエントが伝えたかったこと（言葉になっていないことや，あいまいなことも含めて）を察して伝え返すことである。疑問文ではなく，肯定文として語尾を下げるようにすることがポイントである。語尾を上げると質問に対する返答を求めることになるが，語尾を下げることで自己洞察につながることが期待される。

①　単純な聞き返し：クライエントの発言を，そのままオウム返しに繰り返す，あ

るいは簡単な言い換えで返す。相手に寄り添っているメッセージにもなる。また，クライエントにとっては，自分の考えが鏡映しになるので，気づいていなかった自分の感情や考え，行動の理由に気づくという側面もある。

② 複雑な聞き返し：クライエントのあいまいな発言を，別の表現で言い換える（言葉の明確化），語られていない内容や気持ち，続いて語られそうな内容を推測して，つけ加えて聞き返すことである。クライエントとの理解の共有が進み，「正確な共感」に近づくことができる。

クライエントの維持トークには言葉を少し強めに，反対にチェンジトークには少し控えめな表現で聞き返すようにすると，クライエントの正したい反射を誘導し，変化への動機を高める面接となる。また，クライエントは，管理栄養士から聞き返された部分に意識がいくので，チェンジトークの部分を聞き返すことで，望ましい行動変容が強化される。

4）S：要約

「要約」は，クライエントの話の段落（いくつかの段落），あるいは1回ごとの面接の終わりに，「ポイントは，～ということでよろしいですか？」と発言をまとめて返すことである。

① 集める：クライエントが話した内容で類似するものをまとめて聞き返す。その段階までのポイントや流れを確認することに役立つ。

② つなげる：クライエントの今の話を以前の話とつなげる，あるいは，今の話題と別の話題の関連性を示す。

③ 移る：重要なことをまとめて，次の課題へ移ることを明確にする。

クライエントの話の主旨を，状況だけでなく，気持ちと関連づけて，簡潔にまとめて伝え返すことで，クライエントは自分のいったことを振り返り，見直すことができる。その結果，クライエント自身が，考えを系統立てて整理することができるようになり，問題点の抽出や解決に役立つ。

前半に維持トークをまとめ，チェンジトークを要約の後半にもってくることで，クライエントの気づきを促すことができる。その際，逆接の接続詞「しかし」，「でも」，「けれど」などは用いず，順接の「その一方で」でつなぐとよい。最後に，「いい忘れたことはありますか？」，「何かつけ加えることはありますか？」とたずねるのもよい。

5）EPE：情報提供

「引き出す（elicit），提供する（provide），引き出す（elicit）」も，MIの重要なスキルである。MIでは，アドバイスや情報提供を行う前に「あなたは～をしたいのですね。私から～について，お話してもよろしいですか？」とクライエントの考えを引き出し，クライエントの承諾を得た上で，OARSのスキルを活用して確認する（表2-2）。「今の話を聞いてどのように思いましたか？」と開かれた質問を行い，その返答に対してさらに是認や聞き返しなどを行いながら，クライエントの行動変容に対する準備性が高まるように，少しずつ情報提供をする。「～もいいし，～してもいいです

ね」といくつかの選択肢をあげて情報提供をするとともに，「私は（管理栄養士として）〜の方法が役立つと思いますが，どの方法を試されるかは，あなたご自身でご判断ください」というように，クライエントの自律性を尊重し，選択権を保証することが重要である。

表2-2　情報提供のタイミング

情報提供のタイミング	例
① クライエントから質問された時	「〜ってなんですか？」，「〜を食べていいですか？」などの質問に答える。
② クライエントの許可を得た時	「〜について，お話してよろしいですか？」とダイレクトに許可を得る。
③-1　選択権の保証（前置き）	「どちらに決めるかは，○○さんの自由なのですが，〜（情報提供）」，「○○さんの状況にマッチするかわからないのですが，〜」，「よい考えかわかりませんが，〜」
③-2　選択権の保証（後付け）	「〜だと思いますが，どうされるかは○○さんの自由です」，「〜（情報提供）。○○さんにあてはまるかわかりませんが」
④ 組み合わせ	質問された場合（①）も，改めて許可を得て（②），情報提供する場面で，選択権の保証の前置き（③-1），あるいは後付け（③-2）も行う。

（ⅱ）MIのプロセス

MIは，engaging（かかわる：面接の動機を引き出し面接の継続と展開をねらう）→ focusing（焦点化する：行動変容の目標を具体的に設定する）→ evoking（引き出す：行動変容の動機・言動を引き出す）→ planning（計画：行動変容を計画する）という4つのプロセスをたどる。各プロセスを礎として次のステップに進んだり，逆戻りしたりする。全プロセスにおいてOARSを駆使してクライエントのチェンジトークを引き出し，内容をより具体化してチェンジトークの割合が増えるようにする。

（2）ね ら い
① 維持トークとチェンジトークを見分けることできる。
② チェンジトークを強化する言葉がけができる。

（3）キーワード
維持トーク，チェンジトーク，強化。

（4）用意するもの
タイマー，ワークシート。

（5）所 要 時 間
課題2-1，2-2を合わせて45分。

（6）時 間 配 分
説明：10分，課題：20分，発表とフィードバック：15分。

> **課題2-1** 次のクライエントの台詞の中から，維持トークとチェンジトークに該当する部分を答え，チェンジトークを強化する聞き返し例を作成しよう。

●**ワークシート2-3**：チェンジトークを強化する聞き返し

クライエントの台詞	維持トーク	チェンジトーク	チェンジトークを強化する聞き返し
「間食をやめようと思っているけれど，3日も続かないんですよね」			
「早起きして朝食をとろうと思ったけど，できなかったんだよね」			
「飲酒をやめられない。やめないと本当にまずいとわかっているけど，寝る前にどうしても飲みたくなるんだ」			

　チェンジトークは，行動変容に対する準備段階のDARN（ダーン）と実行段階のCAT（キャット）に大別される（表2-3）。

　無関心期・関心期では，維持トークを減少させ，チェンジトークを引き出して，まとめて要約する。面接の場がクライエントのコミットメント（目標宣言）による自己動機づけによって，今後の計画立案につながるように心がける（図2-1）。

表2-3　行動変容に対する準備段階と実行段階のチェンジトーク

準備段階の DARN	例	実行段階の CAT	例
desire（願望）	～をしたい。	commitment（目標宣言）	～をします。
ability（能力）	～をすることができる。	activation（活性化）	～をするつもりです。
reason（理由）	～をしたら～できる。	taking steps（段階を踏む）	まずは，～をしました。
need（必要性）	～をすべきと思う（理由なしで変化が必要という）。		

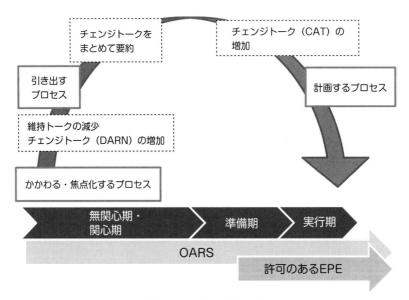

図2-1　MIのプロセス

> **課題2-2** クライエントのチェンジトークを引き出す方法には，いくつかの種類があるので，それぞれの台詞を考えてみよう。

●**ワークシート2-4**：チェンジトークを引き出す方法と台詞

方　法	台　　詞
喚起的（回答がチェンジトークになる）質問	
尺度化の質問	
極端の利用（最悪または最高の結果を質問）	
過去を振り返る質問	
未来を展望する質問	
価値やゴールを探る質問	
アセスメントのフィードバック	

3. 事例で学ぶ MI の実際

（1）概　　要
　本節では，第1章1の糖尿病の2症例に，動機づけ面接を行う。

（2）ね　ら　い
　①　MI の「かかわる・焦点化する・引き出す・計画する」それぞれのプロセスで，OARS，許可のある EPE を使い，チェンジトークの割合を増やすことができる。
　②　チェンジトークについては，クライエントのターゲット行動の準備性によって，準備段階の DARN と実行段階の CAT を使い分けることができる。

（3）キーワード
　MI のプロセス「かかわる・焦点化する・引き出す・計画する」，チェンジトークの「DARN（ダーン）と CAT（キャット）」。

（4）用意するもの
　タイマー，ワークシート。

（5）所　要　時　間
　課題3-1，3-2を合わせて120分。

（6）時　間　配　分
　説明：10分，課題：50分，ロールプレイ：各20分（1人10分で交代），フィードバック：各10分。

課題3-1　第1章1のアルコールが大好きな【事例1】アベさん（男性・36歳）への栄養食事指導（初回面接）の場面における，「かかわる・焦点化する・引き出す」プロセスのMI技法と管理栄養士の台詞の組み合わせである。空欄に，適切な用語，あるいは台詞を入れて完成させよう。完成したら，ペアになって実際にロールプレイをしてみよう。

●ワークシート2-5：MIの実際（準備段階）

初回面接（D：管理栄養士　A：アベさん）

台　詞	MI技法
D：アベさん，はじめまして。栄養指導を担当させていただく○○です。よろしくお願いいたします。 A：こんにちは。 D：アベさん，医師から説明があったと思いますが，私から栄養について，30分程度お話をさせていただきます。 A：わかりました（不機嫌）。あんまり，うるさいこといわれてもできないよ。糖尿病って，まだそんな年齢でもないでしょ。 D：医師より，アベさんのおとう様やおじい様も糖尿病を患っていると伺いました。アベさんご自身で取り組んでいることもおありでしょうし，アベさんの気になることや心配なことをお話いただきたいと思いますが，いかがでしょうか。	正したい反射を抑えて，開かれた質問でクライエントの考えを引き出す
A：そのほうがいいね。食事の話じゃないんだけど，学生時代，ラグビーをハードにやっていたんですよ。自分でいうのもなんですが，昔は筋肉も多くていい身体でした。働くようになってからは，全く運動できず……。また，運動すればすぐに戻る自信があるけど，特に最近は，新規プロジェクトのリーダーとなったので，忙しくてなかなかね……。	
D：お忙しくて，運動する時間がとれない（語尾を下げる）。	（　　　）な聞き返し
A：そうだね。休日出勤もよくあるくらいだから。一人暮らしなので，仕事終わりに行きつけの居酒屋に寄って，夕食を兼ねて酒を飲むのが唯一の楽しみかなぁ。	
D：仕事終わりに行きつけの居酒屋に寄られるのですね。忙しいと，食事の支度も大変でしょうし，何より一人で夕食をとるのはお寂しい……？	（　　　）な聞き返し
A：そう，そう。（身をのりだして）その居酒屋は常連客が多くてね。みんな，気のおけないいい奴らでねぇ。話も合うから，楽しいんだよ。	
D：それは，楽しそうですね。よいストレス解消になりますね。	（　　　）な聞き返し
A：そうなんだよ。酒が大好きなので。最近では飲んだり食べたりすることくらいしか，ストレスを解消できないからね。お酒はやめられないな。	維持トーク
D：お酒は絶対にやめられない……と（強めに，語尾を下げていう）。	クライエントの （　　　）の誘導
A：やめられないというか……。飲みすぎないようにはしているし，その分，ごはんを食べないようにもしているけどね。	

D：

A：ごはんは糖質の量が多いっていうからね。お酒も，ビールは最初の1杯だけにして，あとは焼酎にしている。

D：お酒はやめられないけれど，意識して焼酎にしている。夕食の米飯量を減らして，血糖値をコントロールしようとしている。すばらしいです。アベさんがやる気になっているので，私のほうから夕食がわりのおつまみのお話をしてもよろしいでしょうか？

A：いいけど。一応，揚げものは控えるようにはしているから，それでもいいよ。

D：揚げものは控えるというのは？

A：若い時から，体重が10kg以上増えているからね。揚げものってカロリー高いんでしょ。

D：おっしゃるとおりです。もう少し，詳しく教えていただけますか。

A：もともと，天ぷらとか，フライとか，揚げものは大好きなんだよ。普段の食事は，外食かコンビニの弁当がほとんどなんだけど，コンビニの弁当もスーパーの惣菜とかでも揚げものが多いよね。安くてお腹いっぱいになるから人気なのかな。管理栄養士さんには怒られそうだけど，みんなが食べてるってことだよね。行きつけの居酒屋では，それを承知で，いろいろ気づかってくれるんだよ。

D：と，おっしゃいますと？

A：つくねとかレバーの焼き鳥とか，ソーセージとか用意してくれる。でも，そういうのだとビールが飲みたくなるから，困るんだ……。

D：なるほど。糖質量の少ない焼酎に合う，おつまみに変えたいと思っている（語尾を下げる）。
どんな料理に変えられそうですか？

A：う〜む。居酒屋の大将にまかせているからね……。焼き魚とかかなぁ。

D：焼き魚ですか，いいですね。アベさんのお好みに合うかわからないのですが，居酒屋だったら，冷やっことか枝豆もありますね。焼酎に合うという点では，なすの煮びたしとか，きゅうりの漬物とかでしょうか。次回は，外食やコンビニでのお料理の選び方のお話をさせていただきたいのですが，よろしいでしょうか。

A：そうですね……（沈黙）。では，次回は，お酒のつまみにどんなものを食べているか，メモしてくるとするか……。

D：ありがとうございます。それでしたら，このシートを使ってみてください。まずは，日時とお酒の量，おつまみを書くだけでもよろしいです。

〜次回の予約を入れて終了〜

開かれた質問 チェンジトークの強化
要約 是認 許可を得た上でのEPE
維持トーク チェンジトーク
チェンジトークに焦点をあてた開かれた質問
是認 開かれた質問
正したい反射を抑えて，開かれた質問
現状の不利益からみられた（　　　）トーク
是認 チェンジトークの強化 開かれた質問
是認 EPE
効果的な沈黙
セルフモニタリング

課題3-2　第1章1の糖尿病と診断された【事例2】イトウさん（男性・48歳）への栄養食事指導（2回目の面接）の場面における，「引き出す・計画する」プロセスのMI技法と管理栄養士の台詞の組み合わせである。空欄に適切な用語，あるいは台詞を入れて完成させよう。完成したら，ペアになって実際にロールプレイをしてみよう。

●ワークシート2-6：MIの実際（実行段階）

2回目の面接（D：管理栄養士　I：イトウさん）

台　詞	MI技法
D：こんにちは，イトウさん。お変わりございませんか？ I：こんにちは。おかげ様でなんとか自分が糖尿病だということを受け入れられました。 D：それは何よりですね。20分くらい，お時間いただいてよろしければ，イトウさんの取り組んだことを教えていただけるとうれしいです。 I：いいですよ。前回の先生のお話から，カフェでの食事と，帰宅後の夜食というのをなんとかしないといけないことはわかりました。ですが，通勤時間が長いので，やっぱり，カフェでホットドックとか，ピザとか……，あと，パンケーキ等を食べないともたないですからね。甘いカフェオーレも好きで……。通勤ラッシュも避けられますし。とはいっても，家でホッとする時間も大切なんですよ。やっと家族とも一緒に生活できるようになったので，家内がつくってくれる料理も食べたいですしね。極力，22時以降は食べないようにしました。あと，ごはん，パン，麺など，炭水化物？を減らしたくらいかな。 D：それはいいですね。 　食事は夜10時までには終えるようにした（語尾を下げる）。 けれど，ごはんや，パン，麺類などの糖質が多い「主食」は，少し気になってきている……（語尾を下げる）。	
	正したい反射を抑えて，是認 否定文を肯定文に置き換えて（　　　）な聞き返し 弱めの聞き返しでクライエントの（　　　　）を誘導
I：少しじゃないですよ（不機嫌）。だいぶ気になっていますよ。 D：と，おっしゃいますと？　もう少し，気になっていることを教えていただけますか？	開かれた質問でクライエントの考えをさらに引き出す
I：いやね。前も話したと思うけど，私の母が糖尿病でね。そういう体質って遺伝するのかなぁと思い，これでもごはんとか減らして気をつけてはいたんですよ。でも，何が悪かったのか，単身赴任中に体重が増えてね……。身体が重いし，駅の階段を上ると息切れとかするようになって……。なんとか痩せたいですね。	現状の不利益からみられた（　　）トーク（願望）
D：教えていただき，ありがとうございます。身体が重いし，階段を上ると息切れがする（語尾を下げる）。	（　　　）な聞き返し

Ｉ：はい。最近は，昔みたいにさっと走れなくて，乗り換えの電車に間に合わないこともあって……。エレベーターとかエスカレーターは混雑しているから，並んでいたら通勤に余計時間がかかるようになってね……。情けないです。通勤に余計時間がかかるのは困るけど，主食をこれ以上減らすことはできないし……。

> 現状の不利益からみられた（　　　）トーク
> 維持トーク

Ｄ：なるほど。おなかがすくので，これ以上，ごはんやパン，麺類の量は減らせない。一方，身体が重いと速足や走ること，階段を上ることが大変になり，通勤時間が余計延びてしまうので，体重はできれば落としたい……。

> 両面をもった（　　　）な聞き返し

Ｉ：はい，痩せたいですね。体重を落とせば，血糖値も安定しますよね。

> チェンジトーク
> （　　　　　　）

Ｄ：……。
これまで伺ったお話ですが，イトウさんは遠距離通勤なので，仕事帰りに軽食をとり，自宅に戻ってから22時までに食事をとる（語尾を下げながら）……。体重を減らしたい，そのために，今できることは何だろう，無理なく取り組めることがあれば知りたい……というお気持ちでしょうか。

> 効果的な沈黙
> 要約
> 「計画」段階へ移行

Ｉ：はい，そのとおりです。何から始めたら，うまくいくでしょうか……？

> 変わることへの質問

Ｄ：そうですね。もしよかったら，先にイトウさんが頭にうかんでいることを教えていただけますか？

> 情報提供の前にクライエントの考えを引き出す（EPE）

Ｉ：……。
自宅に帰ってからの食事は，ごはんを減らすことと，22時過ぎにならないようにすることしかできないと思う。仕事帰りにカフェに寄るのをやめて，駅の売店でおにぎりを買って食べるくらいにしようか……。

> 効果的な沈黙
> 維持トーク

Ｄ：

> 是認
> 開かれた質問
> チェンジトークの強化

Ｉ：前回，先生がホットドックとか，ピザ，パンケーキ等はカロリーが高いっていってたじゃないですか。おにぎりのほうが血糖値の上昇の仕方も緩やかだし，お茶と合うから甘いカフェオーレもやめられて，一石二鳥。いや，帰りの時間が早くなるから，一石三鳥か……。

Ｄ：前回の栄養指導のお話をたくさん覚えていてくださって，ありがとうございます。すばらしいです。
会社帰りの軽食をおにぎりに替え，甘いカフェオーレをお茶に替えることで，1年後はどうなっていると思いますか？

> 是認
> 開かれた質問
> チェンジトークを引き出す（未来を展望する）質問

Ｉ：まず，体重が減ると思うね。

> チェンジトーク（自己の探索の結果）

Ｄ：体重は減って，身体が軽くなる……。

> （　　　）な聞き返し

Ｉ：そうそう。駅の階段をかけ上がることができて，ますます早く家に着くよね。子どもたちと話す時間ができそうだ。	チェンジトーク（価値の明確化）
Ｄ：それはすばらしいですね。	是認
Ｉ：そういえば，子どもたちもちらっとそんなことをいってたんですよ。でも，その時は私が嫌な顔をしてしまったもので……。 Ｄ：もし，お子さんたちとすごす時間が増えたら，どんないいことがありそうですか。	チェンジトークを引き出す（価値の垂直探索）
Ｉ：身体のキレもよくなるだろうから，休日に子どもたちと一緒に運動するのもいいかもしれませんね。 Ｄ：それは楽しみですね。	是認
Ｉ：そうだねぇ。子どもたちに聞いてみるよ。なんていうか楽しみだ。子どもたちが独立する前に，まだまだかかわりたいから。	チェンジトーク（願望）
Ｄ：それでは，さっそくですが，いつから始められますか？	具体的な計画立案
Ｉ：明日から，さっそくやってみます。	チェンジトーク（目標宣言）
Ｄ：はい，明日からですね。次回，このシートに，日付，軽食・甘いカフェオーレそれぞれの代替がうまくいったか，○×で簡単に記録してきてくださいますか？　可能であれば，朝，トイレに行った後に測った体重も一緒に記録するといいですね。 〜次回の予約を入れて終了〜	セルフモニタリング

ワンポイント ここでは，イトウさんにとって体重が減って身体が軽くなるという価値をさらに探る質問をしています。このように，理由を重ねて聞いていくやり方を垂直探索といいます。

4. MI の評価方法

（1）概　　要

　MI は，米国のミラーと英国のロルニックが1980年代にアルコール依存症の治療のために確立させた方法であるが，現在では職種や対象を問わない「面接法・カウンセリング技法」となった。MI の代表的な評価方法に MITI（motivational interviewing treatment integrity）がある。

　クライエントとの会話は，意識しないと聞き返しよりも管理栄養士からの質問が多くなる。これを逆転させ，聞き返しの数が質問の 2 倍以上で，さらに聞き返しについては半数以上が複雑な聞き返しになることが推奨される。

（2）ね　ら　い

　①　聞き返しの数が質問の 2 倍以上になる面接ができる。

　②　聞き返しのうち，半数以上が複雑な聞き返しになるためには，どのような心がけが大切だと思うか話し合ってみる。

（3）キーワード

　MI の評価，複雑な聞き返し。

（4）用意するもの

　タイマー，ワークシート，IC レコーダー。

（5）所 要 時 間

　課題 4 - 1，4 - 2 を合わせて180分。

（6）時 間 配 分

　説明：10分，課題：120分，ロールプレイ：20分（ 1 人10分で交代），評価：20分，振り返り：10分。

課題4-1　第1章1の糖尿病腎症を発症した【事例3】ウエダさん（男性・64歳）への治療再開の栄養食事指導について，課題3-1，3-2にならってMI技法と管理栄養士の台詞の組み合わせを完成させよう。

●ワークシート2-7：MIの実際（重症化予防の段階）

治療再開の栄養食事指導（D：管理栄養士　U：ウエダさん）

台　　　詞	技　　法
D：	
U：	
D：	
U：	
D：	
U：	
D：	
U：	

＊必要な行数を挿入して使用する。

> **課題4-2** ペアになって，課題4-1のロールプレイを行おう。ロールプレイは録画（録音）し，管理栄養士役の聞き返しと質問の割合，さらに単純な聞き返しと複雑な聞き返しの割合を評価シートに記入し，自分の面接の結果を振り返り，気づいたことや今後の目標を話し合おう。

●ワークシート2-8：MIの評価

指標	計算法	結果	気づいたこと／今後の目標
聞き返しと質問の割合	聞き返しの数÷質問の数		
複雑な聞き返しの割合（％）	複雑な聞き返しの数÷聞き返しの総数×100		

ワンポイント 聞き返しと質問の割合は1.0以上，複雑な聞き返しの割合については40%以上を目指しましょう。
指導者レベルでは，それぞれ2.0以上，50%以上とされています（一般社団法人日本動機づけ面接協会）。クライエントの行動変容を支援できるよう，ゆっくりと一歩一歩，確実に，主体的に学びを深めましょう。

第3章

栄養教育の実際

本章のねらい・概要

栄養教育はマネジメントサイクル（PDCAサイクル）を適用し,「対象者の行動変容」を目指して実施する。アセスメント（assessment）⇒計画立案（plan）⇒実施（do）⇒評価（check）⇒改善（act）の一連の過程を繰り返し循環させることで,効率的かつ効果的な栄養教育を継続することができる。

まず,栄養教育を必要とする者を選定するための栄養スクリーニング,対象者の実態把握のための栄養アセスメントが実施される。アセスメントの結果を十分に踏まえて,優先順位の高い目標を設定する。目標の種類に応じて教育法（教育・学習形態,学習方法,教材,クラスサイズ,場所）を選択し,行動科学理論・モデルやカウンセリング技術を応用して栄養教育を実施する。また,関係周囲の調整,他（多）職種連携や予算確保等を行う。教育評価は,効果を具体的に測定できる指標を用いて,実施中,実施後に行う。評価活動は,管理栄養士が自分の行った栄養教育の効果や対象者の学習成果を評価し,次の教育に生かすために必要不可欠である。

ところが,評価は,栄養教育の対象者＝学習者と管理栄養士＝実施者を対象としたものに大別され,さらに目的の種類と設定,実施内容・方法によっても大きな違いがあるため,評価を一括して捉えることは困難である。

そこで,目標および評価の種類と栄養教育マネジメント全体の関係性を概説する。また,対象者の健康・栄養状態ならびに目標とする行動変容の準備性に応じて,健康理論・モデル,行動変容技法を,どのような考えで選択して組み合わせたのか,その理由と期待される効果についても解説を加えた。次節から提示するライフステージ・ライフスタイル別の栄養教育計画案のスムーズな利活用に役立てていただきたい。

（1）目標の種類と設定のしかた

目標には,目標達成までの期間で示す長期目標（大目標）・中期目標（中目標）・短期目標（小目標）と,観点別に分類した結果（アウトカム）目標・行動目標・学習目標・環境目標・実施目標がある（図3-1）。

栄養教育の際,まず最終的に達成したい健康の維持・増進,QOLの維持・向上に関連する結果（プログラム）目標を立てて,それを達成するための行動目標,さらに,行動目標を達成するための学習目標と環境目標を立案する。次に,具体的な実施計画を立てる。実施目標では,それぞれの目標を達成するために,具体的に「何をするか,

何回するか，どのようにするか」といった実施に関する内容を設定する。栄養教育の場の設定や，広報，参加・継続者数，実施内容にかかわること，これらに対する学習者の満足度・判定なども含む。

これらの実施と並行して行う評価は，「経過評価」と対応している。

具体例を図3-1に示す。

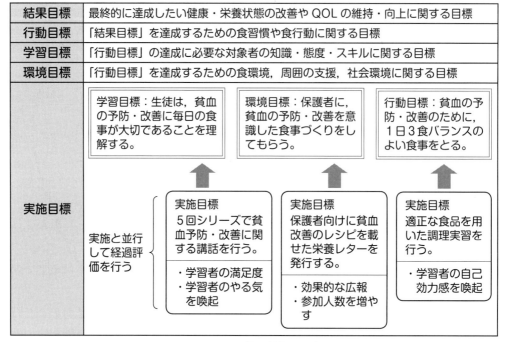

結果目標	最終的に達成したい健康・栄養状態の改善やQOLの維持・向上に関する目標
行動目標	「結果目標」を達成するための食習慣や食行動に関する目標
学習目標	「行動目標」の達成に必要な対象者の知識・態度・スキルに関する目標
環境目標	「行動目標」を達成するための食環境，周囲の支援，社会環境に関する目標

学習目標：生徒は，貧血の予防・改善に毎日の食事が大切であることを理解する。

環境目標：保護者に，貧血の予防・改善を意識した食事づくりをしてもらう。

行動目標：貧血の予防・改善のために，1日3食バランスのよい食事をとる。

実施目標

実施と並行して経過評価を行う

実施目標
5回シリーズで貧血予防・改善に関する講話を行う。
・学習者の満足度
・学習者のやる気を喚起

実施目標
保護者向けに貧血改善のレシピを載せた栄養レターを発行する。
・効果的な広報
・参加人数を増やす

実施目標
適正な食品を用いた調理実習を行う。
・学習者の自己効力感を喚起

図3-1　目標の種類と設定

（2）評価の種類と栄養教育マネジメントの関係性

本章で扱う各ライフステージの栄養教育計画書は，図3-2に示すような構成で示す。

このように，「影響評価」では，主に健康・栄養状態の改善やQOLの維持・向上に影響する「行動目標」が達成されたか否かを評価する。しかし，学習目標に対する評価が含まれる場合がある。病院などで継続して行う栄養教育の場合，実施前後にあらわれる行動要因としての知識や食スキルの変化を評価する場合や，学校における食に関する指導の場合である。

学校における食育では，学習指導要領においても「望ましい食習慣の形成」を最終目標としている。これは，先に示した結果目標となる「健康・栄養状態の改善，QOLの向上」を達成するための前段階である。学校においては，学力や体力の向上，ならびに食事がおいしい，学校が楽しいといったことがQOLの高まりと捉えることができるものの，「望ましい食習慣の形成」を最終目標とした栄養教育マネジメントが展開されることがほとんどである。その場合，影響する行動要因としての「知識や

スキルが改善されたか」等は，影響評価の位置づけになる（図3-3）。

栄養教育の全体計画，学校における評価指標は，これらのことに留意して立案するように努めたい。

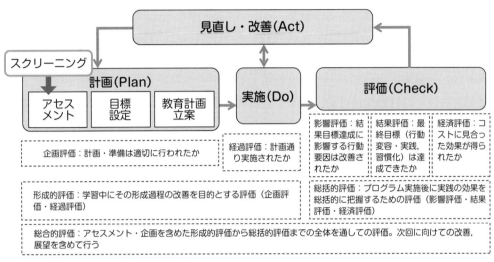

図3-2　評価の種類と構成

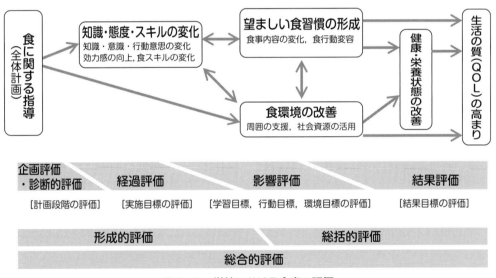

図3-3　学校における食育の評価

出典）赤松利恵ほか：望ましい食習慣の形成を目指した学校における食事の評価，日健教誌，**23**（2），p.150　図7，2015を一部改変

1. 妊娠・授乳期の栄養教育

　妊娠・授乳期では，心身状態の著しい変化を受け入れ，体重を適切に増やしていくための栄養管理が重要である。食事バランスの偏りや，低体重者の増加などの健康問題が指摘される中，妊娠・授乳期の栄養状態は，母体だけではなく胎児の発育や出生後の健康維持にも影響を及ぼすため，妊娠前の栄養状態や妊娠中の適正な体重増加量を考慮した栄養管理の理解が必要となる。したがって，実習では医療機関や市町村保健センターにおける集団教育，および妊婦健診や栄養指導における個別対応の場を想定し，心身およびライフスタイルの急激な変化に対する不安を取り除くための支援や適切な栄養管理，体重管理を学習者自身が実践できるような栄養教育を行う。

　栄養教育の教材には「妊産婦のための食生活指針」があり，妊産婦が注意すべき食生活上の課題や，妊産婦に必要とされる栄養素や食事内容，ライフスタイルへの配慮などについて解説されている。「妊産婦のための食事バランスガイド」は，食生活指針をもとに，「何をどれだけ食べるのか」について具体的にあらわしたもので，妊娠・授乳期に付加すべき食事量が示されている。「妊娠期の至適体重増加チャート」（表3-1）では，非妊娠時の体格別に適切な体重増加量が示され，良好な妊娠状態を維持するための目安となる。

　また，これらの教材は，食事バランスの著しい偏りのある妊産婦や，体重が増えることを望まずに極端な体重管理を行う妊産婦に対してのスクリーニングにも有用である。

表3-1　妊娠期の至適体重増加チャート

a．体格区分別　妊娠全期間を通しての推奨
　体重増加量

体格区分	推奨体重増加量
低体重（やせ）：BMI18.5未満	9～12kg
ふつう：BMI18.5以上25.0未満	7～12kg*1
肥　満：BMI25.0以上	個別対応*2

・体格区分は非妊娠時の体格による。
・BMI（Body Mass Index）：体重（kg）／身長（m）2
＊1　体格区分が「ふつう」の場合，BMIが「低体重（やせ）」に近い場合には推奨体重増加量の上限側に近い範囲を，「肥満」に近い場合には推奨体重増加量の下限側に近い範囲を推奨することが望ましい。
＊2　BMIが25.0をやや超える程度の場合は，おおよそ5kgを目安とし，著しく超える場合には，他のリスク等を考慮しながら，臨床的な状況を踏まえ，個別に対応していく。

b．体格区分別　妊娠中期から末期における
　1週間あたりの推奨体重増加量

体格区分	1週間あたりの推奨体重増加量
低体重（やせ）：BMI18.5未満	0.3～0.5kg／週
ふつう：BMI18.5以上25.0未満	0.3～0.5kg／週
肥　満：BMI25.0以上	個別対応

・体格区分は非妊娠時の体格による。
・BMI（Body Mass Index）：体重（kg）／身長（m）2
・妊娠初期については体重増加に関する利用可能なデータが乏しいことなどから，1週間あたりの推奨体重増加量の目安を示していないため，つわりなどの臨床的な状況を踏まえ，個別に対応していく。

出典）厚生労働省：健やか親子21推進検討会報告書（2006）

計画

（1）アセスメント

アセスメント （対象者（母集団）の選定，実態把握）	A市における「妊婦・子育て支援に関する実態調査」（保健福祉部）によると，妊娠中の食生活について，45％が"不安がある"と回答している。また，妊婦健診では，体重増加率の高い妊婦が妊娠後期に多くみられ，適切な食事についての質問が多くあった。
課題の抽出 （優先順位を考慮）	1　妊娠期の食事バランス 2　適切な体重管理 3　妊娠期に必要な各栄養素

（2）栄養教育計画

1）テーマと目標の設定

テ　ー　マ：妊娠期の食生活について
教育対象者：初妊婦

結果目標 健康の維持・増進に寄与する最終目標	評価指標
・適切な食生活を通して体重を管理する	・妊婦健診の結果

行動目標 食行動や食習慣の行動レベルの目標	評価指標
・自身に適した食事量をとる ・毎日体重を計り，記録する	・教室終了後のアンケート調査 ・体重管理表

学習目標 食知識，食態度に関する目標	評価指標
・妊娠期の適切な食事バランスと必要な栄養素を知る ・自身に適切な体重の増加量を知る ・バランスのよい食事を心がける	・教室終了後のアンケート調査

環境目標 環境や周囲の支援に関する目標	評価指標
・家族とともに本教室へ参加してもらう ・学習者同士の交流により仲間づくりをする	・家族の参加率 ・学習者の観察

評 価

【企画評価】

課題抽出に必要な情報は得られたか

課題の抽出は適切か

目標設定は適切か

評価指標は適切か

2）計 画 書

教室名	マタニティ教室 —妊娠期の食生活を中心に—
対象者	初産の女性とその家族
実施目標	・実習を通してバランスのとれた食生活を送るために，マタニティ教室を開催する ・学習者同士の交流による仲間づくりの機会を提供する
実施者／ トレーニング	管理栄養士，保健師／プログラム開始1か月前までに打ち合わせを実施。各回の3日前にリハーサルを実施
実施場所・設備	A市保健センター　研修室
予　算	29,000円（資料代，調理デモ費用）
その他	広報誌や市内掲示板・情報サイトに募集要項を掲載

3）教室プログラム（全体計画）

回／ 月日	ねらい	学習形態・ 教材	内　容	具体的な 評価項目
1 10/5	妊娠期に必要な栄養素を知る	講義	妊娠期の体の変化と元気な赤ちゃんのために必要な栄養素を説明する	経過評価 ・参加率 ・学習者の反応 経費 ・費用2,000（円）
2 10/12	食事の適量を知り，日頃の食生活に生かすことができるようになる	講義 グループワーク	適切に体重を管理するための主食・主菜・副菜を整えた食事について説明する	経過評価 ・参加率 ・学習者の理解度 ・アンケート結果 経費 ・費用2,000（円）
3 10/19	バランスのよい食事ができるようになる	講義 調理デモンストレーション 試食	手軽に実践できる方法を紹介する 学習者が実践しやすいよう，具体的な方法を示す	経過評価 ・参加率 ・学習者の反応 経費 ・費用25,000（円）

【企画評価】
教室実施に必要な項目が含まれているか

学習目標に合った学習形態と内容か

プログラム中に，教育実施と評価に関するもの両方が含まれているか

実 施

◎学習指導案

本時のテーマ：食事バランスを整えて，適切な体重管理を

本時のねらい：体重管理の大切さを学び，食事の重要性を知る
食事バランスガイドの活用方法を学ぶ

準備するもの：資料，グループワークに適したテーブル

展　　　　　開：第2回教室

過程	学習者の活動	実施者の働きかけ	資料・留意点
導　入 (10分)	・グループで相談し，回答する	・配布資料を確認し，本日の流れを説明する ・前回のおさらいクイズを行う	
展　開 (40分)	・体重管理の重要性を知る ・食事バランスガイドの使い方を知る ・日常の食事を食事バランスガイドに当てはめる ・不足や過剰に気づき，グループでバランスのよい食事を考える ・各グループから発表する。他者の意見がモデリングとなり，学習者の行動変容を後押しする	**講義**（保健師） ・妊娠期の体の変化 ・適切な体重増加量 ・出生時体重と疾病の関係 **質疑応答** **講義**（管理栄養士） ・食事バランスガイドの料理の数え方 ・料理のサービング数 **グループワーク** ・バズセッション形式で進行し，グループダイナミクスが生じる環境となるようグルーピングに配慮する ・発表時にコメントやアドバイスをする。専門家からの励ましは，行動変容に対する学習者の自己効力感を高める	・体重管理表 ・食事バランスガイドの資料 ・料理カード ・食事バランスガイドワークシート
まとめ (10分)	・アンケートへの回答	・本日のまとめ ・次回の案内 ・アンケート用紙の配布と回収 ・あいさつ	アンケート用紙

・食事バランスガイドを理解するための説明や時間配分は適切だったか。
・食事のバランスと体重増加との関係を理解できたか。
・アンケート結果からの感想・要望への対応。

ワンポイント　「妊産婦のための食事バランスガイド」を用いることで，非妊娠時の1日分を基本とした妊娠各期の付加量がわかります。

【経過評価】
〈学習者〉
・体重管理の大切さを理解できたか
・妊娠期の食事バランスを理解できたか

〈実施者〉
・学習指導案に沿った教室展開ができたか

※共通性をもったグループでの話し合いは，グループダイナミクスの相互作用を活用することで意見が集約され，個人の意思決定や行動変容に影響を及ぼすことが可能となる

【形成的評価】

評 価

【影響評価】
・学習目標
　　各教室の終了時のアンケート調査により，適切な食事バランスと必要な栄養素を知ることができたかどうかを評価。
　　自身の適切な体重量を知ることができたがどうかを評価。
・行動目標
　　マタニティ教室の際のアンケート調査により，適切な食生活を実施できたかどうかを評価。
　　セルフモニタリングによる体重管理表により，体重計測と記録ができたかどうかを評価。
・環境目標
　　家族の参加率と教室終了後のアンケート調査によって，家族の協力と仲間づくりができたかどうかを評価。

【結果評価】
　妊婦健診の際にアンケート調査を実施し，適切な食生活を通して体重の管理ができたかを評価。

【総括的評価】
　影響評価，結果評価を総括する。プログラム実施後に報告できること。

【経済評価】
・総費用：29,000円
・学習者：20人
・体重管理ができた学習者の数：16人
・学習者1人当たり費用：1,450円（29,000円／20人）
・費用効果：1,813円（29,000円／16人）

【総合的評価】
　アセスメント・企画を含めた形成的評価から総括的評価まで全体について，次回に向けての改善，展望を含めて行う。

1-2 妊婦健診 個人

計画

（1）アセスメント

アセスメント （対象者の選定， 実態把握）	妊娠中期（24週），27歳 非妊娠時 BMI 18.9 kg/m^2（身長160cm，体重48.4kg） 健診結果 ・体重53.2kg ・ヘモグロビン10.7g/dL，ヘマトクリット31.9% ・体重の増加量が少ない ・非妊娠時から欠食と偏食が多い ・鉄剤は使用せずに食事での改善を望んでいる
課題の抽出 （優先順位を考慮）	1　妊娠貧血の改善 2　妊娠貧血の改善に必要な各栄養素の摂取 3　体重の適切な増加

（2）栄養教育計画

1）テーマと目標の設定

テ　ー　マ：妊娠貧血（鉄欠乏性貧血）の改善と適切な体重管理
教育対象者：貧血傾向のある妊婦

結果目標 健康の維持・増進に寄与する最終目標	評価指標
・食事を通して妊娠貧血を改善する ・体重を適切に増やす	・妊婦健診結果

行動目標 食行動や食習慣の行動レベルの目標	評価指標
・鉄やたんぱく質，ビタミンCを多く含む食品の摂取量を増やす ・欠食をしない	・セルフモニタリングによる食事記録

学習目標 食知識，食態度に関する目標	評価指標
・妊娠貧血の改善に必要な栄養素を知る ・適切な体重管理のための食事バランスを知る	・学習者の反応 ・質問や態度

環境目標 環境や周囲の支援に関する目標	評価指標
・妊婦健診に家族に同行してもらい，ソーシャルサポートを促す ・体調を考慮し，料理づくりなど家族の協力を得る	・家族の同行率 ・個別質問

評価

【企画評価】

課題抽出に必要な情報は得られたか

課題の抽出は適切か

目標設定は適切か

評価指標は適切か

2）計 画 書

教室名	妊娠貧血を改善し，体重を適切に管理する
対象者	貧血傾向であるBさん（妊娠24週）とその夫
実施目標	・妊娠期特有の貧血を理解し，改善するための栄養相談を実施する ・体重の適切な増加のために，バランスのよい食事例を提供する ・家族の協力を得る
実施者	管理栄養士
実施場所・設備	産科クリニック外来栄養相談室
予　算	資料代

3）継続のフォロープログラム

回／月日	ねらい	内　容	具体的な評価項目
1 7/10	妊娠期特有の貧血を知る	妊娠貧血による胎児や母体への影響について説明し，造血作用のある栄養素を示す	経過評価 ・学習者の反応
2 7/24	妊娠貧血を改善するための食生活を知る	鉄やたんぱく質，ビタミンCを含む食品を提示し，それらを使用した献立をともに考える	経過評価 ・参加の確認 ・学習者の理解度
3 8/7	適切な体重増加のための食事を理解する	負担感を少なく進められそうなバランスのよい食事を提案する	経過評価 ・参加の確認 ・学習者の反応

【企画評価】
栄養相談実施に必要な項目が含まれているか

学習目標に合った内容か

プログラム中に，教育実施と評価に関するもの両方が含まれているか

実 施

◎学習指導案

　本時のテーマ：食事で妊娠貧血を改善する

　本時のねらい：鉄やたんぱく質，ビタミンCを含む食品を知り，
　　　　　　　　それらを使用した献立を考えることができる

　準備するもの：資料

　展　　　　　開：2回目のフォロー

過 程	学習者の活動	実施者の働きかけ	資料・留意点
導 入 （5分）	・食事記録から自身の食生活を振り返る ・体重の増加量を把握する	・あいさつ ・食事記録や体重を確認する	・食事記録 ・体重管理表
展 開 （10分）	・鉄やたんぱく質，ビタミンCを多く含む食品を知る ・貧血改善のための献立を考える ・これらの献立を基本とした食生活に変わることのメリットとデメリットを考える ・行動目標を設定する	・鉄やたんぱく質，ビタミンCを含む食品を提示する ・料理カードを用いて献立を提案する ・メリットに気づくような提案をする ・意思決定バランスを念頭に，具体的な行動目標の設定となるよう支援する	・鉄分の多い食品の一覧表 ・料理カード ・セルフモニタリングのための食事記録
まとめ （5分）		・質問や要望の確認 ・次回の約束	

・貧血改善に有効な食品を理解するための説明や時間配分は適切だったか。
・食生活を変えようとする意識づけはできたか。
・質問や要望への対応。

ワンポイント 学習者が「できそう」と思える目標を設定することが重要です（スモールステップ法）。行動の変容を容易にする具体的な目標を，学習者自身が設定できるような支援をしましょう。

【経過評価】

〈学習者〉

・継続して参加をすることができたか

・妊娠貧血改善のための食事を理解できたか

〈実施者〉

・妊婦の気持ちを理解し，負担なく進めることができたか

※人は，メリットがデメリットを上回ると判断した際に行動を起こすことから，メリットの知覚を強化するような提案をすることで，学習者の意思決定に働きかける

【形成的評価】

・各教室での質問や態度から理解度を評価し，それをもとにプログラムを改善

評 価

【影響評価】
・学習目標
　　プログラム全体を通して妊娠貧血の改善に必要な栄養素，適切な体重管理のための食事バランスを知ることができたか，終了時アンケートから評価。
・行動目標
　　セルフモニタリングによる食事記録により，貧血改善のための食生活を送ることができたかどうかを評価。
・環境目標
　　家族の参加率と個別の質問により，妊婦健診への同行や家庭内での協力があったかどうかを評価。

【結果評価】
　定期的に行われる妊婦健診の結果をもとに，妊娠期特有の貧血が改善され，体重が適切に増加していったかどうかを評価。

【総括的評価】
　学習者の理解度や改善に要した期間など，目標の達成状況や学習効果を総括的に把握する。

【経済評価】
　学習者の継続フォロー期間に投入した経費（資料など）と，継続フォローによる効果から検討する。

【総合的評価】
　プログラムの総合的な評価を行い，見直しや改善点を見出す。これらの評価を他の類似した対象者の栄養教育へ反映させる。

2．乳幼児期の栄養教育

　乳幼児期は，生涯の中で最も発育の著しい時期であり，この時期の栄養状態は心身の成長・発達に大きく影響を与える。その栄養状態は，保護者の食に対する意識や行動に大きく左右されるため，保護者への教育の重要性を理解する必要がある。その際，特に育児が初めての保護者は，育児によって不安やストレスが生じやすいことを理解し，気持ちや感情に寄り添った栄養教育を行い，自己効力感が高まるような支援を心がける。

　さらに乳児期は，味覚や嗜好の基礎が培われる時期であるため，初めて口にする離乳食は，乳児の摂食機能に応じた食形態や味つけなどに配慮することが重要である。離乳の進め方は，「授乳・離乳の支援ガイド（2019年改定版）」（厚生労働省）を基本とし，乳児の成長・発達の個人差や保護者の育児への意識や態度に配慮した栄養教育を行う。その際，離乳食は保護者が普段食べている食事とは異なるため，調理デモンストレーションや調理実習，試食等を通じて理解を深める工夫が必要となる。

　また，乳幼児期に発症リスクの高い食物アレルギーに関しては，「食物アレルギーの栄養食事指導の手引き2017」（厚生労働科学研究班）によると，正しい診断に基づいた「必要最小限の食物除去」を行いながら，「適切な栄養素の確保」と「生活の質（QOL）の維持」が患者に求められている。管理栄養士はその支援として，保護者に正しい理解を促すとともに，食生活の評価・指導を行って不安や困りごとの解消に努める。

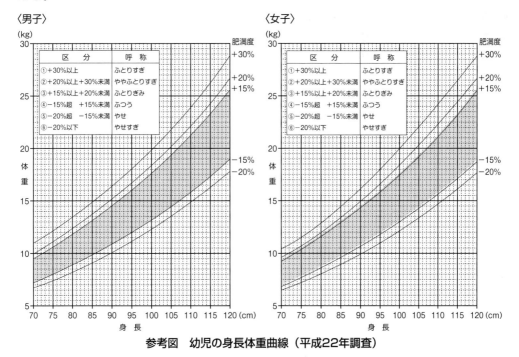

参考図　幼児の身長体重曲線（平成22年調査）

2-1 離乳食教室

集団

計画

（1）アセスメント

アセスメント （対象者（母集団）の 選定，実態把握）	C市で実施している赤ちゃん訪問（生後4か月まで）での相談内容によると，これから始まる離乳食の進め方に対する不安が多く聞かれる。また，離乳食についての正しい知識や技術を得る機会が少ない。
課題の抽出 （優先順位を考慮）	1　離乳食開始の適切な時期 2　発達段階に応じた離乳食 3　摂食機能と食形態の適合

（2）栄養教育計画

1）テーマと目標の設定

テ　ー　マ：乳児の食べる力を育てるための離乳食の進め方
教育対象者：乳児をもつ保護者

結果目標 健康の維持・増進に寄与する最終目標		評価指標
・乳児の適切な発育がみられる		・乳児身体発育曲線による評価
行動目標 食行動や食習慣の行動レベルの目標		評価指標
・乳児の発達段階に応じた離乳食を与える ・発達段階に応じて摂取可能な食品数が増加する		・教室終了後，実施者が電話等で確認 ・離乳食の進め方の目安に基づき，セルフモニタリング
学習目標 食知識，食態度に関する目標		評価指標
・離乳食の進め方の目安を理解する ・乳児の摂食機能と食形態を理解する		・教室終了時のアンケート調査で確認
環境目標 環境や周囲の支援に関する目標		評価指標
・学習者同士の交流で，同じ時期に育児を行う仲間づくりをする ・相談できる窓口を準備する		・教室終了後，実施者が電話等で確認

評価

【企画評価】

課題抽出に必要な情報は得られたか

課題の抽出は適切か

目標設定は適切か

評価指標は適切か

2）計 画 書

教室名	離乳食教室（託児コーナーあり）
対象者	離乳食の各段階の乳児の保護者
実施目標	・離乳食の適切な進め方を理解するための調理実習を実施する ・事前質問によるニーズに対応した実習内容にし，育児に対する不安を解消する ・育児に対して相談できる仲間づくりの場を提供する
実施者／ トレーニング	管理栄養士，保育士／プログラム開始前に打ち合わせ，各回前にリハーサルを実施する
実施場所・設備	C市保健センター調理室，和室（託児用）
予 算	資料代および調理実習代，保育士の人件費
その他	広報誌，市ホームページ，フリーペーパーに募集要項を掲載

3）教室プログラム（全体計画）

回／ 月日	ねらい	学習形態・ 教 材	内 容	具体的な 評価項目
1 6/7	摂食機能の発達に応じた食事を提供できる（初 期・中期：5〜8か月）	講義 調理デモンストレーション・実習	5〜8か月児の特徴を説明し，離乳食を試作する（野菜だしのとり方，摂食可能な野菜の調理法など）	経過評価 ・理解度などのアンケート結果 経費 ・費用40,000（円）
2 10/12	摂食機能の発達に応じた食事を提供できる（後 期：9〜11か月）	講義 調理デモンストレーション・実習	9〜11か月児の特徴を説明し，離乳食を試作する（魚や肉などのたんぱく質源の食材の調理法など）	経過評価 ・理解度などのアンケート結果 経費 ・費用40,000（円）
3 2/10	摂食機能の発達に応じた食事を提供できる（完了期：12か月〜）	講義 調理デモンストレーション・実習	12か月以降児の特徴を説明し，幼児食を試作する（幼児期の食事のポイントなど）	経過評価 ・理解度などのアンケート結果 経費 ・費用40,000（円）

ワンポイント 乳児が食べる様子を実際に観察できるので，その場で摂食機能に応じた食形態についてアドバイスしましょう。

【企画評価】
教室実施に必要な項目が含まれているか

学習目標に合った学習形態と内容か

プログラム中に，教育実施と評価に関するもの両方が含まれているか

実　施

◎学習指導案

　　本時のテーマ：赤ちゃんの成長に合わせた離乳食の進め方

　　本時のねらい：離乳食の進め方の目安を理解し，乳児の摂食機
　　　　　　　　　　能に応じた離乳食のつくり方を学ぶ

　　準備するもの：資料，デモンストレーションの材料，託児コー
　　　　　　　　　　ナー

　　展　　　　開：第1回教室

過　程	学習者の活動	実施者の働きかけ	資料・留意点
導　入 （5分）	・教室の趣旨を理解する	・配布資料を確認し，本教室の趣旨を説明する	・事前質問への回答を適宜行う
展　開 （55分）	・摂食機能と食形態が関係することを知る ・調理のポイントの説明を受け，試作する	**講義**（管理栄養士） ・離乳食の進め方の目安をもとに「食事の目安（調理形態）」を説明する **質疑応答** **調理デモンストレーション**（管理栄養士） ・調理のポイントを説明し，学習者に簡単なものを試作してもらう	・資料（離乳食の進め方の目安） ・離乳食フードモデル
試　食 まとめ （30分）	・試作した離乳食を乳児に食べさせ，摂食状況を観察する ・自らも試食し，味つけや食形態を理解する ・コミュニケーションを介して，離乳食に対する相互理解を得る（グループダイナミクス） ・アンケートへ回答する	・乳児の摂食機能に応じた食形態を説明する ・摂食状況を確認し，個別にアドバイスを行う **グループワーク** ・市販の離乳食の活用について説明する ・市販の離乳食との食べ比べを通して，学習者同士の交流や情報交換の場をつくる ・アンケート用紙を配布し，回収する ・まとめとあいさつを行う	・市販の離乳食（食べ比べ用） ・アンケート用紙

【経過評価】

〈学習者〉
・離乳食の進め方が理解できたか
・離乳食のつくり方のポイントが理解できたか

〈実施者〉
・乳児の摂食機能に応じた離乳食の進め方について，わかりやすく説明できたか

※学習者同士のかかわりは，相互作用により意見の集約やアイデアの発展につながる。グループダイナミクスが醸成されるようなグルーピングも重要である。

【形成的評価】
アンケート結果によりプログラムに対する満足度を評価

ワンポイント　管理栄養士などの専門職による教育の他，参加保護者との交流や情報交換はピア・エデュケーション（仲間教育）となり，モデリングや自己効力感の向上などの効果が期待できます。特に育児が初めての保護者にとっては，不安や悩みの解消につながることを理解しておきましょう。

評 価

【影響評価】
・行動目標
　　教室終了後の実施者からの電話等で，適切な離乳食を与えているかを評価。
　　離乳食内容の記録（セルフモニタリング）により評価。
・環境目標
　　教室終了後の実施者からの継続支援や，仲間づくりの状況を評価。

【結果評価】
　母子健康手帳の乳幼児身体発育曲線により，乳児の適切な発育がみられるかを評価。

【総括的評価】
　形成的評価による改善を経たプログラムの評価や学習者の理解度などから，目標の達成状況や学習効果を総括的に把握する。

【経済評価】
・総費用：120,000円（託児担当保育士の人件費，実習材料費）
・学習者：30人
・学習者が養育する乳児のうち，適切な発育がみられた者の数：30人
　　（教室終了後の電話による支援や健診の際に発育状況を確認）
・学習者1人当たり費用：4,000円（120,000円／30人）
・費用効果：4,000円（120,000円／30人）

【総合的評価】
　経済評価を含めたプログラムの総合的な評価を行う。次回のプログラムに反映させるための見直しや改善点を見出す。

2-2　乳幼児健診時の個別相談（食物アレルギー）　　個人

計画

（1）アセスメント

アセスメント (対象者（母集団）の 選定, 実態把握)	D市の独自の調査によると, 食物アレルギーの有症率は, 国と同様に乳児が約10%, 3歳児が約5%であり, 1歳6か月児健診では, 毎回, 食物アレルギーの個別指導を希望する保護者がいる現状である。
課題の抽出 (優先順位を考慮)	1　原因食品の特定 2　保護者の疾患に対する理解 3　栄養バランスに配慮した除去食の実施

（2）栄養教育計画

1）テーマと目標の設定

テ ー マ：食物アレルギーの正しい理解と対応
教育対象者：食物アレルギーの幼児をもつ保護者

結果目標 健康の維持・増進に寄与する最終目標	評価指標
・適切な食生活により QOL を維持する ・患者の適切な発育がみられる	・幼児身体発育曲線および身長体重曲線（p.57参照）による評価

行動目標 食行動や食習慣の行動レベルの目標	評価指標
・患者の症状に合わせた食事を提供する ・栄養バランスに配慮した食事を提供する	・健診終了後, 実施者が電話等で状況を確認

学習目標 食知識, 食態度に関する目標	評価指標
・食物アレルギーを正しく理解する ・原因食物の特徴と代替食を理解する ・栄養バランスに配慮した食事を理解する	・健診終了時のアンケート調査で確認

環境目標 環境や周囲の支援に関する目標	評価指標
・食物アレルギーに対応した加工食品を活用し, 簡便にメニューを充実させる ・相談できる窓口を設ける	・健診終了後, 実施者が電話等で確認

評価

【企画評価】

課題抽出に必要な情報は得られたか

課題の抽出は適切か

目標設定は適切か

評価指標は適切か

2）計 画 書

教室名	1歳6か月児健診（栄養相談コーナー）
対象者	健診受診者のうち栄養相談を希望する保護者
実施目標	・食物アレルギーを正しく理解し，不安が解消できるよう栄養相談を実施する
実施者／トレーニング	管理栄養士／「食物アレルギーの栄養食事指導の手引き2017」（以下「手引き」）等を熟知し，対象者に応じた必要な情報や献立を紹介できるようにしておく
実施場所・設備	D市保健センター多目的ルーム
予 算	資料代
その他	広報誌，市ホームページに健診日程および内容を掲載

ワンポイント 原因食品ごとにその特徴を理解しましょう。健診の当日は，どのような相談があるのかを事前に想定し，対象者に応じた指導が行えるようにトレーニングしておくことが重要です。

コラム 　　　　指導・支援の場面

　健診の場面では，基本的に1回のみの指導となるため，患者のアセスメントを的確に行い，正しい診断に基づく原因食物の除去や成長に必要な栄養バランスが確保できる食事かどうか評価を行う。その上で，保護者の不安や疑問を把握して支援する。

　また，健診の場面以外に，小児科などの医療現場や保育の場での指導が想定される。医療現場の場合は，医師の適切な診断のもとで継続した栄養指導が行えるが，保護者が食物アレルギーの食事療法を理解し，必要最小限の除去を実践できるようになるまで指導を続けることが必要である。保育の場では，家庭とは異なる大量調理の特性などを伝え，保護者に完全除去を基本とした安全性重視の姿勢を理解してもらう。その上で，よりよい対応方法をともに考える。

　どの場面においても，患者の症状が安定し，栄養の偏りがなく，健全に成長できることが最も重要となる。

【企画評価】
栄養相談実施に必要な項目が含まれているか

実 施

◎学習指導案

　本時のテーマ：食物アレルギーの正しい理解と対応

　本時のねらい：食物アレルギー児の保護者へ食事療法について
　　　　　　　　　正しい知識を与え，適切に対応できるよう支援
　　　　　　　　　する

　準備するもの：資料

　展　　　　　開：1歳6か月児健診での栄養相談

過　程	学習者の活動	実施者の働きかけ	資料・留意点
導　入 （3分）	・食事日記等があれば提示する	・医師の診断書の有無を確認する ・学習者の主訴と原因食物を確認する	・医師の診断に基づく除去を行える状況かを確認 ・傾聴や共感，開かれた質問等のカウンセリング技法を活用して個別相談を進める
展　開 （10分）	・原因食物に関する注意点を理解する ・栄養の偏りが起こらない方法を知る	・医師の診断に基づく原因食物の特徴や注意点を説明する ・原因食物の代替食物を説明し，栄養の偏りが起こらないよう配慮する	・資料（「手引き」）
まとめ （2分）	・不明な点や心配なことを質問する	・説明した内容を理解できているか確認する ・食事日記と体重を記載するよう促す	・食事日記と体重の記録用紙

ワンポイント　健診の場面では1人の指導に長い時間をとれないので，短時間で要点を伝え理解してもらえるよう，実施者としてのスキルを身につけることが重要です。

【経過評価】
〈学習者〉
・正しい食事療法が理解できたか

〈実施者〉
・原因食物の特徴や除去の程度，代替食物について，わかりやすく説明できたか

※保護者が抱える不安や困りごとは，除去食物の種類や数，患者の年齢，家族構成，ソーシャルサポートの状況等によって異なる。カウンセリング技法を活用して学習者の状況を把握し，不安や困りごとを解消できるように栄養教育を進めることが大切である

【形成的評価】
健診後のアンケート結果により評価

評 価

【影響評価】

・行動目標

健診終了後の実施者からの電話等で適切な食事を与えているかを評価。

食事日記など食事内容の記録（セルフモニタリング）による評価。

・環境目標

健診終了後の実施者からの継続支援や，食物アレルギーに対応した加工食品の適切な活用状況を評価。

【結果評価】

母子健康手帳の幼児身体発育曲線および身長体重曲線により，幼児の適切な発育がみられているかを評価。

【総括的評価】

形成的評価による改善を経たプログラムの評価や学習者の理解度などから，目標の達成状況や学習効果を総括的に把握する。

【経済評価】

患者1人当たりの症状が安定するまでにかかった費用（健診後の支援にかかった人件費，資料代，通信費など）

【総合的評価】

経済評価を含めたプログラムの総合的な評価を行う。次回のプログラムに反映させるための見直しや改善点を見出す。

3. 学童期（小学生）の栄養教育 〔集団〕

　学校を包含した地域における食育は，地域における食育ネットワークにおいて達成される。したがって，地域において学童（児童）に対して食育（食教育・栄養教育）を実施・推進するには，地域の実情に応じて関連施設や人的資源などとの連携・協働が重要であり，大いに活用すべきである。

　学校教育からの視点でみると，児童1人ひとりが健全な食生活を実践するためには，学校で得た知識やスキルを日常生活に生かすことができる力を育成することが重要となる。そのためには，学校での活動内容を家庭に向けて発信し，正しい食習慣や食生活のあり方を，地域と連携して家庭に啓発する必要がある。それにより，保護者の理解を深め，家庭との連携・協力体制を築くことができるようになり，それが地域との連携の第一歩となる。また，食に関する指導に地域の人々や自然とかかわるなどの多様な体験活動を取り入れることによって，児童の食生活における自己管理能力を育成し，さらに，社会性や豊かな心を育てることが期待される。

　これらを育成するためには，学校を地域の一員として捉え，それぞれの地域の食に関する関係者や関係団体の協力のもと，地域の食材を活用した調理体験や農林水産業体験学習など，地域から学ぶ体験活動の工夫が必要となる。

家庭における食に関する連携活動

○学校と連携した食育の実践
・学校行事への参加
　食育講演会などへの参加　など
・学校と連携した生活習慣の見直し
　食生活調査への協力
　「早寝 早起き 朝ごはん」の実践　など

○地域と連携した健康増進のための実践
・地場産物の消費
・地域医療機関などと連携した健康増進　など

学校における食に関する連携活動

○学校から家庭へ
・学校における食に関する指導内容の情報発信
・啓発行事の実施
　学校保健委員会・給食試食会・料理教室・
　食育講演会・食生活調査の実施　など

○学校から地域へ
・地域の特性を生かした体験活動の工夫
・学校給食における地場産物の活用　など

家　庭　⟷　学　校
地　域

地域における食に関する連携活動

○学校における食育推進活動への協力
・農林水産業など体験活動への連携・協力
・地域の食材を活用した料理実習などへの協力
・学校給食への地場産物の供給　など

○地域関係団体・機関などの食育の推進
・地域の行政機関(保健所など)や医療機関など
　による健康に関する情報提供や健康増進にか
　かわる推進活動　など

図3-4　子どもの栄養教育における学校・家庭・地域の連携

計画

（1）アセスメント

アセスメント （対象者の選定，実態把握）	E市における「食生活実態調査」（教育委員会保健体育課）によると，児童は，地域の食文化や特産物について"あまりよく知らない"および"知らない"に70％が回答している。また，農業体験の希望や親子料理教室などの要望がPTAからあげられていた。
課題の抽出 （優先順位を考慮）	1　地域の食文化・特産物の伝達 2　生産者との交流 3　地域の食材の活用

（2）栄養教育計画

1）テーマと目標の設定

テ　ー　マ：地域の食文化や給食に使われる特産物を知る
教育対象者：地域の小学生と保護者

結果目標 健康の維持・増進に寄与する最終目標	**評価指標**
・地域の食文化や特産物に興味をもち，食事を楽しんで食べることができる	・2学期終了後のアンケート調査

行動目標 食行動や食習慣の行動レベルの目標	**評価指標**
・学校給食を残さず食べようとする ・家庭で好き嫌いなく食べようと努力する	・講座終了後のアンケート調査 ・保護者との懇談

学習目標 食知識，食態度に関する目標	**評価指標**
・地域の食文化や特産物を知る ・農作業等の体験学習を通じて，食に興味をもつ	・講座終了後のアンケート調査

環境目標 環境や周囲の支援に関する目標	**評価指標**
・講座プログラムでの交流を通じて，モデリング効果を高める ・親子料理教室など，親子で参加してもらう	・学習者の観察 ・講座への参加率

評価

【企画評価】

課題抽出に必要な情報は得られたか

課題の抽出は適切か

目標設定は適切か

評価指標は適切か

2）計 画 書

講座名	私たちの地域の食を知ろう！
対象者	学区内の児童とその家族（保護者）
実施目標	・地域の食文化や特産物について知り，郷土への関心を高めるために，農業生産者との交流や収穫体験，調理実習を開催する ・親子料理教室を開催し，50％以上の保護者に参加してもらう
実施者・協力者／トレーニング	栄養教諭・学校栄養職員，市町村保健センター管理栄養士，地域の農業生産者や中学生など／生産等の計画の連絡をとりながら，年度当初に打ち合わせをし，1週間から1か月前程度には最終確認
実施場所・設備	地域の公民館・市町村保健センター研修室・学校など，農業生産者の田畑
予 算	36,000円（謝礼，調理実習費用，教育媒体作成費用など），参加者から500円程度の参加費を徴収
その他	市町村広報，学校からの連絡，学校給食便りなどに，随時募集内容を掲載する

3）講座プログラム（全体計画）

回／月日	ねらい	学習形態・教材	内 容	具体的な評価項目
1 8/3	地域で産する食材と食文化を知る	講義 カルタ	地域の中学生による特産物の紹介とその生産者との交流を行い，一緒にカルタで楽しく学ぶ	経過評価 ・参加率 ・学習者の反応 経費 ・費用8,000（円）
2 8/10	地域で産する食材を実際に見て，その生産について理解し，利用を考える	生産現場（圃場）の見学・収穫体験 親子参加可能	前回交流した農業生産者の圃場に行き，実際に農作業（収穫）を交えながら解説していただく	経過評価 ・参加率 ・学習者の満足度や理解度などのアンケート結果 経費 ・費用8,000（円）
3 8/24	地域の食材を知り，食文化を学び日頃の食生活に取り入れられる	講義 親子で調理実習	前回見学した食材なども含め地域の食材を生かした郷土食の紹介と実習により，より身近に感じてもらう	経過評価 ・参加率 ・学習者の反応 ・満足度などのアンケート結果 経費 ・費用20,000（円）

【企画評価】
講座実施に必要な項目が含まれているか

学習目標に合った学習形態と内容か

プログラム中に，教育実施と評価に関するもの両方が含まれているか

実 施

◎学習指導案

　本時のテーマ：地域の食材を知り，食文化についても知ろう

　本時のねらい：栄養教育媒体（カルタ）を用いて，生産者と交
　　　　　　　　流しながら，楽しく地域の食材や食文化を学ぶ

　準備するもの：資料（生産者の紹介，カルタの遊び方，地域の特
　　　　　　　　産物や食文化），栄養教育媒体（カルタ）

　展　　　　開：第1回講座

過 程	学習者の活動	実施者の働きかけ	資料・留意点
導 入 （15分）	・簡潔に自己紹介をする	・主催者（講座担当責任者）あいさつ ・配布資料を確認し，講座の流れおよび本時の流れを説明する	・スケジュールおよび招聘した生産者のプロフィール等記載資料
展 開 （40分）	・地域の様子や特産物について，上級生から教えてもらう ・学校給食にかかわる生産者を知り，日頃の栽培の苦労や思い入れなどを知る ・地産地消教育カルタを通じて，生産者や地域の中学生と交流し，遊びながら本時のテーマを理解する	**ミニ講義**（地域の中学生） ・地域の特産物について，栄養博士となってコメントする **生産者との交流** ・プロフィールの紹介 ・日頃の農産物栽培，思い入れなどについて対話形式でやりとり **質疑応答** **グループワーク**（カルタ取り） ・6〜7人くらいのグループになるよう助言する ・カルタ札のとれた児童に，「よくわかったね」と声をかける（オペラント強化）	・特産物などのスライド（事前に取材などを行い，写真などを入れ，作成しておく） ・地産地消教育カルタ（カルタの札に書かれている特産物について，地域の中学生がコメントする（ピア・エデュケーション））
まとめ （5分）	・アンケートへの回答	・本日のまとめ ・次回案内 ・アンケート用紙の配布・回収 ・あいさつ	アンケート用紙

【経過評価】
〈学習者〉
・地域の特性が理解できたか
・地域の特産物や食文化について理解が深まったか

〈実施者〉
・地域の特徴や特産物を知るための説明や時間配分は適切だったか
・生産者の思いが伝わる交流の場となったか

※仲間が教育者となるピア・エデュケーションは，身近で信頼できる同世代の仲間によるモデリング効果が期待できる

【形成的評価】
・学習者の観察を通じて，講義や体験学習などを積極的に学べているかを評価
・アンケート結果からの感想・要望への対応

ワンポイント 学校での指導内容に関連させて実施する地域と連携した活動は，児童の理解の深まりや興味・関心の向上に重要であると位置づけられています（文部科学省：食に関する指導の手引き―第2次改訂版―，2018）。

評 価

【影響評価】

・学習目標

　　各講座終了時のアンケートにより，内容が理解できていたかを評価。

・行動目標

　　全プログラム終了1か月後のアンケート調査によって，地域の食材や食文化を，家庭での食事に取り入れようとする意欲をもち，実行できたかを評価。

・環境目標

　　保護者の参加率と全プログラム終了1か月後のアンケート調査によって，家庭での話題の変化や，学習者同士や地域の中学生，生産者との交流ができたかを評価。

【結果評価】

　アンケート調査の実施により（2学期終了頃），食卓に地域の食材の登場が増加し，食事を楽しんで食べられるようになったかを評価。

　その結果，好き嫌いなく食べるようになったかを評価。

【総括的評価】

　影響評価，結果評価を総括する。プログラム実施後に報告できること。

【経済評価】

・総費用：36,000円

・学習者：20人（保護者を含めると40人）

・食卓に地域の食材がよく登場し，食事を楽しめている者の数：20人

・学習者1人当たりの費用：1,800円（36,000円／20人）

・費用効果：1,800円（36,000円／20人）

【総合的評価】

　アセスメント・企画を含めた形成的評価から総括的評価まで全体について，次回に向けての改善，展望を含めて行う。

4. 思春期（中学生）の栄養教育 集団

　思春期の定義は次節（p.76）を参照されたいが，中学生時期は個人差があるものの，女子では中学生になる以前に，男子は中学生になる頃に発育急進期を迎え，身長や体重など体位の著しい増加がみられる。著しい身体発達の後すぐに，性ホルモンの影響による第二次性徴があらわれる時期でもある。特に女子生徒では貧血が起こりやすい（表3-2）。身体の成熟への移行期であるとともに，精神発達においても自我意識のめざめ，社会性の強化，性愛のめざめなどがみられ，反抗的な態度をとるなど精神的に不安定となる。

　こうした顕著な身体的，精神的発達により，生理的および心理的に不均衡な状態となり，健康上の問題を引き起こす。そこには，自己主張や家庭生活における自立などから生活習慣や食習慣の乱れもみられる。思春期に起こる健康障害は，その後の成人期へと遷延することが多いため，この時期に自分で健康づくりに取り組む態度を養うことが大切であり，そのための健康教育，栄養教育が重要となる。

　しかし，前述のように，自我意識や自己主張の強い時期であるため，中学生の子どもたちが受け入れられる栄養教育の方法を検討する必要がある。客観的なデータや具体例を示すことにより，自分に合った適切な食生活を築くことの大切さを理解でき，具体的方策の提示や体験が実践へとつながるため，中学生に対するアプローチの方法が重要である。

表3-2　性・年齢別の貧血検査成績（女子）

年齢 （歳）	検査 者数	正常 者数	(%)	要受診	(%)	要再検 を除い た検査 者数	要再検 を除い た正常 者(%)	要再検 者数	(%)
9	1,107	1,103	99.64	4	0.36	1,107	99.64	0	0.00
10	1,314	1,309	99.62	5	0.38	1,314	99.56	0	0.00
11	220	219	99.55	1	0.45	220	98.55	0	0.00
12	2,954	2,911	98.54	43	1.46	2,954	98.54	0	0.00
13	4,567	4,308	94.33	253	5.54	4,561	94.45	6	0.13
14	3,313	3,036	91.64	267	8.06	3,303	91.92	10	0.30
15	1,824	1,686	92.43	138	7.57	1,824	92.43	0	0.00
16	756	710	93.92	44	5.82	754	94.16	2	0.26
17	1,029	961	93.39	65	6.32	1,026	93.66	3	0.29
18	1,046	939	89.77	107	10.23	1,046	89.77	0	0.00
19	124	112	90.32	12	9.68	124	90.32	0	0.00
20〜	990	930	93.94	60	6.06	990	93.94	0	0.00

出典）東京都予防医学協会年報（2020年版），第49号

計　画

（1）アセスメント

アセスメント （対象者（母集団） の選定，実態把握）	F中学校において，無侵襲で測定可能な機器を用いたヘモグロビン量を測定した結果では，女子生徒の10%に貧血傾向がみられた。
課題の抽出 （優先順位を考慮）	1　貧血の予防・改善の重要性 2　貧血の予防・改善と食生活の関係 3　貧血予防・改善のための食品選択と調理

（2）栄養教育計画

1）テーマと目標の設定

テ　ー　マ：健康づくりのために貧血を予防・改善しよう
教育対象者：女子中学生

結果目標 健康の維持・増進に寄与する最終目標	評価指標
・自分から進んで健康づくりを実践し，貧血を予防・改善する	・プログラム終了後のヘモグロビン量測定結果
行動目標 食行動や食習慣の行動レベルの目標	**評価指標**
・貧血予防・改善のための食品選択や簡単な調理ができる	・第2回教室終了後のアンケート調査
学習目標 食知識，食態度に関する目標	**評価指標**
・貧血の予防・改善には，食事が大切であることを知り，具体的な方法がわかる	・第1回教室終了後のアンケート調査
環境目標 環境や周囲の支援に関する目標	**評価指標**
・学んだことを家族に話し，家庭で実践する	・第2回教室終了後のアンケート調査

評　価

【企画評価】

課題抽出に必要な情報は得られたか

課題の抽出は適切か

目標設定は適切か

評価指標は適切か

2）計 画 書

教室名	健康づくり教室　—貧血を予防・改善しよう—
対象者	貧血傾向の女子中学生
実施目標	・貧血予防・改善のための食事に関する講義と調理実習を行う ・同時に家庭での実践を促す
実施者／ トレーニング	栄養教諭・学校栄養職員，養護教諭，家庭科教諭，地域協力者（PTA，栄養改善協議会委員，愛育委員，行政，大学関係者）／プログラム開始前に打ち合わせ会を実施
実施場所・設備	中学校内教室および家庭科調理実習室
予　算	13,000円（資料代，調理実習材料費）
その他	養護教諭や担任より貧血傾向の生徒へ参加をすすめる

【企画評価】
教室実施に必要な項目が含まれているるか

3）教室プログラム（全体計画）

回／ 月日	ねらい	学習形態・ 教材	内　容	具体的な 評価項目
1 10/5	貧血による健康問題や貧血の原因，食事との関係について知り，実践しようと思う	講義 グループワーク	貧血は身体がどのような状態であるか，なぜ予防・改善が必要か，そして食事とどのような関係があるか学ぶ	経過評価 ・学習者の反応 ・理解度調査 経費 ・費用1,000（円）
2 10/12	貧血の予防・改善のための食生活について知り，適正な食品選択や調理が実践できるようにする	講義 調理実習	貧血を予防・改善するためには食品選択でどのようなことに気をつければよいかを学び，調理経験により実践できるようにする	経過評価 ・参加率 ・学習者の反応 ・アンケート調査 経費 ・費用12,000（円）

学習目標に合った学習形態と内容か

プログラム中に，教育実施と評価に関するもの両方が含まれているか

実 施

◎学習指導案

　　本時のテーマ：貧血について理解する

　　本時のねらい：貧血による健康問題や貧血の原因，食事との関係について知り，改善のための食事を実践しようと思う

　　準備するもの：パワーポイントによる提示資料，ワークシート

　　展　　　　開：第1回教室

過　程	学習者の活動	実施者の働きかけ	資料・留意点
導　入 (10分)	・グループで話し合う	・本日参加してもらった理由（測定結果）について説明する ・貧血になると身体にどのような症状があらわれるか話し合う	
展　開 (30分)	・貧血の予防・改善の必要性を知る ・グループで相談し，気づいたことを各グループから発表する	**講義（養護教諭）** ・貧血ではどのような健康問題があるか ・貧血の原因 **グループワーク（栄養教諭）** ・グループで考えるように食事の悪い例を提示する ・貧血の予防・改善のための食事についてまとめる	・ワークシートへの記入（自身が貧血にかかるかもしれない（罹患性），貧血になったら大変だ（重大性）という認識をもたせる）
まとめ (10分)	・理解度・実践意欲のアンケートへの回答	・本日のまとめ ・アンケート用紙の配布と回収 ・次回調理実習への参加呼びかけと持参物についての説明	・理解度調査用紙

【経過評価】

〈学習者〉

・貧血の予防・改善の必要性が理解できたか

・貧血を予防・改善するためには，食事が大切であることを理解できたか

〈実施者〉

・悪い食事例は，学習者が関心をもつための適切な例であったか

・学習者の知識に合ったわかりやすい説明ができたか

※貧血に対する罹患性と重大性を認識することは，このままではいけないという脅威を感じ，保健行動の可能性を高めることにつながる

【形成的評価】

教室後のアンケート調査で，貧血の予防・改善のための食事を実践しようと思ったかを評価する

評 価

【影響評価】

・行動目標

　　プログラム終了後のアンケート調査により，貧血の予防・改善に向けた食事を実践できたかを評価。

・環境目標

　　プログラム終了後のアンケート調査により，教室参加について家庭で話題にしたかを評価。

【結果評価】

　プログラム終了後に再度ヘモグロビン量を測定し評価。

【総括的評価】

　参加生徒の理解度，実践状況，プログラム終了後に測定したヘモグロビン量などから，目標の達成状況や学習効果を総括的に把握する。

【経済評価】

・総費用：13,000円

・学習者：30人

・ヘモグロビン量の増加がみられた学習者の数：20人

・学習者1人当たりの費用：433円（13,000円／30人）

・費用効果：650円（13,000円／20人）

【総合的評価】

　経済評価やプログラム実施に要した時間，プログラム実施者の反省などを含め，プログラムの総合的な評価を行う。

ワンポイント 思春期の生活習慣や食習慣が成人期以降の健康に大きく影響するため，思春期において食生活の自立や自己管理能力の育成が求められています。しかし，思春期は，身体的にも精神的にも子どもから大人へと移行する時期であり，この変化に対して自分自身でバランスのとりにくい不安定な時期であることが特徴です。したがって，思春期の子どもたちに対する栄養教育では，この特徴を踏まえ，かつ，子どもたちが関心をもてるように，客観的なデータや具体的な方法をうまく活用することが重要です。

5. 思春期（高校生）の栄養教育 （集団）

　思春期は，日本産科婦人科学会によると，個人差はあるものの女子は8歳頃から17・18歳頃まで，男子は10・11歳頃から17・18歳頃までの時期に相当すると定義され，子どもが大人へと成長するための移行期間を指している。本節では，思春期のうち15〜18歳の高校生を中心に注目することとしたい。

　高校生は大人へと成長する最終段階にあり，食の自己管理能力の形成が必要である。そのような中，「学校保健統計」（2018年）では，この時期の健康の課題は，痩せや肥満等をあげている。受験勉強等で夜遅くまで起きていることで，夜食の摂取や朝食の欠食につながり，また行動範囲が拡大する中でファストフード店やコンビニ等で自由に好きなものを購入することができる。これらのことから，肥満などの生活習慣病を引き起こす可能性を指摘している。

　一方で，痩せも課題である。2017年の「高校生の心と体の健康に関する意識調査報告書」では，日本の高校生は，BMI（体格指数）の判定で「普通体重」の割合が7割を超え，日本・アメリカ・中国・韓国の4か国の中で最も高いにもかかわらず，女子は自分の体型を「少し太っている」，「太っている」と感じている者の割合が5割を超え，ほかの3か国より高かった。また，普通体重と判定された者であっても，自分は「少し太っている」，「太っている」と回答した者が4割強となっていた。さらに，日本の女子高校生は自分の体型に「満足している」，「まあ満足している」と回答した者の割合が2割強にとどまり，4か国の中で最も低かった。

　このような体型と自身の考え方を要因としたダイエットにより，適切な栄養摂取ができない可能性がある。このことは，特に骨の最大骨量を形成する高校生の時期にカルシウムの摂取不足が生じる。「日本人の食事摂取基準（2020年版）」では，全世代の中でも小学校高学年，中学生の次に目標量が高く設定されている。適切な食事摂取量が減少すると，カルシウムの体内蓄積量も減少し，将来骨粗鬆症につながる可能性がある。また，鉄欠乏性貧血を起こして，だるい等の自覚症状があらわれたり，ダイエットが深刻になると神経性食欲不振症や神経性過食症を招いたりしかねない。

　文部科学省は，現在の食習慣は成人してから継続する可能性があるため，望ましい知識を身につけること（学校保健統計），次の世代の親となる高校生への食育の取り組みを充実させること（今後の学校における食育の在り方について（最終報告））が重要であると指摘している。高等学校新学習指導要領においても，ライフステージに応じた栄養の特徴や食品の栄養的特質，健康や環境に配慮した食生活について理解し，自己や家族の食生活の計画・管理に必要な技能を身につけることが明記されている。

　以上のような課題を抱えるため，高校生の栄養教育は非常に重要といえよう。今回は，この中でも自己の食生活の見直しを目標とした指導案について記載する。

（1）アセスメント

アセスメント （対象者（母集団） の選定，実態把握）	G市内高校生を対象とした調査によると，エネルギーおよび各種栄養素が不足していた。自身のBMIと自分が感じている差に隔たりがあった。
課題の抽出 （優先順位を考慮）	1　適切な体重管理 2　食事のバランス 3　思春期に必要なエネルギー・栄養素

（2）栄養教育計画

1）テーマと目標の設定

テ　ー　マ：自分にぴったりのバランスのよい食事を考えよう
教育対象者：高校1年生

結果目標 健康の維持・増進に寄与する最終目標	評価指標
・思春期の健康的な生活が将来にかかわること，適切な食習慣が大切であることが考えられる	・教室の感想文，アンケートで調査

行動目標 食行動や食習慣の行動レベルの目標	評価指標
・主食・主菜・副菜がそろうバランスのよい食事の組み合わせができる	・教室前後のアンケート調査 ・昼食の食事内容

学習目標 食知識，食態度に関する目標	評価指標
・必要エネルギー・栄養素量に合った適切な食事量を知る	・教室実施中のプリントの記入状況

環境目標 環境や周囲の支援に関する目標	評価指標
・生徒間でのピア・エデュケーション，グループダイナミクスを活用する	・学習者の保健活動の参加率

評　価

【企画評価】

課題抽出に必要な情報は得られたか

課題の抽出，優先順位は適切か

目標設定は適切か

評価指標は適切か

2）計画書

教室名	食事を診断しよう
対象者	高校1年生
実施目標	・高校生が成長に適した食事を学び，実践できる教室を開催する
実施者／トレーニング	管理栄養士，養護教諭／プログラム開始前に各指導案作成，リハーサルを実施
実施場所・設備	高校の教室および調理実習室 （遠隔授業時は自宅より）
予算	30,000円
その他	1日の生活・食事記録を持参してもらう 調査対象校の養護教諭との連携事業として実施

3）教室プログラム（全体計画）

回／ 月日	ねらい	学習形態・教材	内　容	具体的な 評価項目
1 5/10	自分の食生活を振り返る	講義	1日の生活と食事内容の記録から，自己点検を実施する 学校実施の食事調査の結果と比較する	経過評価 ・学習者の受講態度，反応
2 5/17	自分の食事を診断できる	講義・グループワーク	3つの食事診断の基準から，自分の食事を診断する	経過評価 ・学習者の受講態度，反応 ・プリントの記入・アンケート結果
3 5/24	バランスのよい食事を知り，実践できる	実習	3・1・2弁当箱法©を用いてバランスのよい1食の料理の組み合わせと量を考える	経過評価 ・参加率 ・学習者の反応

【企画評価】
教室実施に必要な項目が含まれているか

学習目標に合った学習形態と内容か

プログラム中に，教育実施と評価に関するもの両方が含まれているか

実 施

◎学習指導案

　　本時のテーマ：自分の食事を診断してみよう

　　本時のねらい：1食の食事のバランスを知り，実践できる

　　準備するもの：資料，弁当箱，料理カード

　　展　　　　　開：第2回教室

過　程	学習者の活動	実施者の働きかけ	資料・留意点
導　入 （5分）	・あいさつ ・アイスブレーク	・あいさつ ・食事記録を確認する ・本日の流れを説明する	
展　開 （40分）	・自身の食生活を振り返る ・自身の食事を3つの食事診断の基準に当てはめる ・各グループから発表	**講義** ・3つの食事診断の基準 **質疑応答** **グループワーク** ・3つの食事診断の基準（①エネルギー・栄養素レベル，②6つの食品群，③料理レベル）で，事例の食事を診断する ・3つの食事診断の基準に基づき，自分の普段の食事を診断し，次回までの改善点を皆の前で宣言する（目標宣言） ・モデルとなる他者の発表を，自分の行動に反映させる（モデリング）	・15〜17歳の日本人の食事摂取基準の表，食品構成表 ・料理カード
まとめ （5分）	・本日の振り返り	・本日のまとめ ・レポート課題について次回の連絡	

【経過評価】

〈学習者〉

・3つの食事診断の基準が理解できたか

〈実施者〉

・学習指導案に沿った授業展開になったか

※年齢や立場など自分と共通点の多い人の行動は，モデリングの効果が高まる

【形成的評価】

教室での質問や態度，レポートから理解度を評価し，プログラムを適宜改善する

評 価

【影響評価】
・学習目標
　　全教室終了後，内容の理解度を，実施中に配布したプリントで評価。
・行動目標
　　自分自身でバランスのとれた食事の準備ができたかを評価。
・環境目標
　　学内での掲示物や食環境（自動販売機，購買，食堂）の内容を評価。

【結果評価】
　次年度の健康診断，アンケート調査において，適正なBMIと自分自身の適量に合った
バランスのとれた食事を整えることができたかを評価。

【総括的評価】
　自分の食事量と内容を，3つの食事診断の基準から確認し，適切なエネルギー・栄養
素，食品，主食・主菜・副菜を組み合わせた食事ができるようになったか，総括的に評
価する。

【経済評価】
・総費用：30,000円
・学習者：70人（1クラス35人×2クラス）
・自分で主食・主菜・副菜をそろえて食べることができた学習者の数：60人
・学習者1人当たり費用：428円（30,000円／70人）
・費用効果：500円（30,000円／60人）

【総合的評価】
　企画評価から総括的評価を詳細に見直し，次回の授業改善に生かす。

6. 成人期の栄養教育―グループダイナミクスを用いて― 小集団

　小集団における栄養教育では，グループダイナミクスの働きを活用することで，学習者同士の共感やつながり，刺激などの力動的なやりとりの中から，現実的で意義深い考えや情報を引き出すことができる。また，他の参加者の体験や考え方を聴くことで，同じように行動する（モデリング）ためのきっかけやエンパワメントが生まれることがある。これらは，ソーシャル・ネットワーキング・サービス（social networking service：SNS），Web会議システムなどを活用した栄養教育によっても期待することができる。これらのWebサービスは，栄養教育実施者からの情報発信や学習者間の交流，情報共有を可能にし，ワークライフバランスを保つことが難しく，食事や運動などの生活習慣に乱れが生じやすい成人期の健康教育に活用できる有用なツールである。

　本節では，グループダイナミクスを活用した栄養教育の計画，実施および評価の一連のプログラムを紹介し，学習者間に生じるモデリングやソーシャルサポートの意義を理解してもらうことを目的とする（図3-5）。

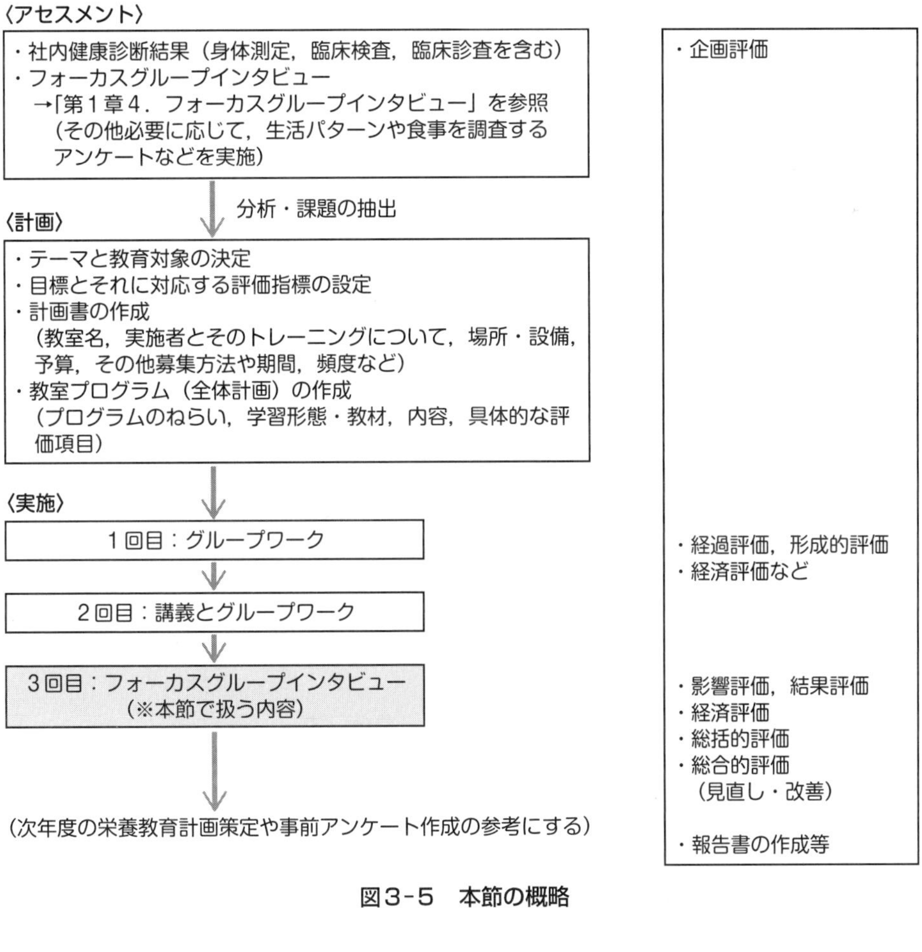

〈アセスメント〉
・社内健康診断結果（身体測定，臨床検査，臨床診査を含む）
・フォーカスグループインタビュー
　→「第1章4．フォーカスグループインタビュー」を参照
　（その他必要に応じて，生活パターンや食事を調査するアンケートなどを実施）

↓ 分析・課題の抽出

〈計画〉
・テーマと教育対象の決定
・目標とそれに対応する評価指標の設定
・計画書の作成
　（教室名，実施者とそのトレーニングについて，場所・設備，予算，その他募集方法や期間，頻度など）
・教室プログラム（全体計画）の作成
　（プログラムのねらい，学習形態・教材，内容，具体的な評価項目）

〈実施〉
1回目：グループワーク

2回目：講義とグループワーク

3回目：フォーカスグループインタビュー
（※本節で扱う内容）

（次年度の栄養教育計画策定や事前アンケート作成の参考にする）

・企画評価

・経過評価，形成的評価
・経済評価など

・影響評価，結果評価
・経済評価
・総括的評価
・総合的評価
　（見直し・改善）

・報告書の作成等

図3-5　本節の概略

計画

（1）アセスメント

アセスメント （対象者（母集団） の選定，実態把握）	社内健康診断の結果は，肥満者の割合が男性30歳代25.4％，40歳代31.8％，50歳代35.5％であった。食生活調査では，野菜の摂取量が30～40歳代の男性に少なく，外食の頻度が高かった。グループインタビューの分析から，自分自身の健康についての関心はあるものの，食知識やスキルが少なく，仕事や余暇に使う時間を優先したいなどの理由により，健康教室への参加に対する抵抗がみられた。そのため，時間をかけずに参加できる継続的なプログラムの導入が必要であると考えられる。
課題の抽出 （優先順位を考慮）	1　体重の増加の抑制 2　野菜の摂取 3　容易に参加できる健康教室の必要性

（2）栄養教育計画

1）テーマと目標の設定

テ　ー　マ：成人期の食生活について
教育対象者：BMI 25kg/㎡以上または1年間の体重増加3kg以上の
　　　　　　30～40歳代の男性社員

結果目標 健康の維持・増進に寄与する最終目標	評価指標
・1年後の健康診断において，体重を5％減少させる	・社内健康診断の結果

行動目標 食行動や食習慣の行動レベルの目標	評価指標
・SNSで紹介された中食や外食の組み合わせ方，野菜のとり方を食生活に取り入れる ・ヘルシーメニューを選ぶ頻度を増やす	・SNSの閲覧数と参加率 ・社員食堂で実施するアンケート結果

学習目標 食知識，食態度に関する目標	評価指標
・中食や外食の選び方について理解する ・自身の健康のために，ヘルシーメニューの必要性を考えることができる	・グループインタビュー結果

環境目標 環境や周囲の支援に関する目標	評価指標
・実施者－学習者間，学習者－学習者間のつながりや支援を増やす ・社員食堂のヘルシーメニュー数を増やす	・SNSの情報更新頻度やコメント，閲覧数 ・メニュー数の推移結果

評価

【企画評価】

課題抽出に必要な情報は得られたか

課題の抽出は適切か

目標設定は適切か

評価指標は適切か

2）計 画 書

教室名	未来の自分のための健康づくりプロジェクト
対象者	30～40歳代の男性社員（6人×2グループ）
実施目標	・自身の食生活の問題点に気づくことができる ・Webサービスを利用した継続的なサポートを提供する
実施者／ トレーニング	管理栄養士，総務部担当者，産業医／グループインタビューの実施，SNSやWeb会議システムなどを用いた対応について，機材の準備や技術訓練を行う
実施場所・設備	社内研修室
予 算	52,000円（教材費，テープ起こし代）
その他	各部署の所属長から，対象者に参加を促してもらうようにする

3）教室プログラム（全体計画）

回／ 月日	ねらい	学習形態・ 教材	内 容	具体的な 評価項目
1 6/13	・自分自身の食生活を客観的に振り返り，問題に気づく ・SNSの利用により継続的にサポートを受けられることを理解する	グループワーク（ブレインストーミング） 各自のスマートフォンやパソコン	・食習慣の振り返りと学習者間の意見交換により，問題への気づきを得る ・食生活改善のためのアイデア創出と個人の意思決定を行う	経過評価 ・グループワークへの参加態度や反応 経費 ・費用4,000（円）
2 7/11	・健康関連情報を入手する ・学習者間ソーシャルサポートを構築する	Web会議システムを活用したオンラインでの講義とグループワーク（対面での実施も可）	・健康に関する情報提供や質問に対する回答を行う ・学習者間では近況報告やコメントなどで励まし合う	経過評価 ・参加率 ・学習者の理解度
3 （翌年） 5/22	課題の明確化	グループインタビュー	・個人目標の達成状況と今後の課題について明確化する	経過評価 ・グループインタビューでの発言や態度 経費 ・費用48,000（円）

【企画評価】
教室実施に必要な項目が含まれているか

学習目標に合った学習形態と内容か

プログラム中に，教育実施と評価に関するもの両方が含まれているか

実　施

◎学習指導案

　本時のテーマ：健康的な食生活を継続するために

　本時のねらい：グループインタビューを用いて自身の食生活を
　　　　　　　　　振り返り，健康的な食生活を考える

　準備するもの：番号が書かれたネームプレート，スマートフォ
　　　　　　　　　ン（またはボイスレコーダーやビデオカメラ）

　展　　　　開：第3回教室

過　程	学習者の活動	実施者の働きかけ	資料・留意点
導　入 （20分）	・緊張緩和とウォームアップ（簡単な質問や全員からの発言）	・あいさつ ・グループインタビューの目的や進め方を説明する ・個人情報保護について説明し，録音・録画について承諾を得る	
展　開 （60分）	個人目標の達成状況の報告 ・実行できたことやできなかったこととその要因など ・本教室への参加により気づいたことや変化したこと ・今後の過ごし方や目標について	グループインタビュー ・インタビュアーと記録者の設定 ・グループダイナミクスの促進のための促し ・他の学習者が実行できたことをもとに，自分自身の実行可能性について各自で考えてもらう（観察学習）	・インタビューガイド
まとめ （10分）	・プログラムの改善や要望，次年度参加者へのアドバイス ・アンケートへの回答	・まとめ ・アンケートの実施 ・今後は，セルフモニタリングを通した自己評価につながるよう支援する	・アンケート用紙

・発言が多く出るような環境であったか。
・インタビュアーは学習者の意見が反映されるよう進行できたか。
・アンケート結果からの改善・要望への対応。

【経過評価】
〈学習者〉
・興味をもって参加しているか
・学習者間にグループダイナミクスが起こるような発言や態度がみられたか

〈実施者〉
・インタビュアーが適切な進行をしているか

※本プログラムの終了後は，セルフモニタリングを通して目標の達成度を観察することで，自身の行動を客観的に評価することができる

【形成的評価】
学習者が活発に発言できているかを評価し，発言できていない場合，進行法を再考する

ワンポイント グループインタビューの結果から逐語記録を作成し（第1章4参照），重要アイテムと重要カテゴリーの抽出をした上で分析を行いましょう。

ワンポイント グループインタビューの結果は，今年度の評価に用いるほか，次年度の栄養教育計画や事前アンケート調査の作成に反映させることができます。

評 価

【影響評価】

・学習目標

　　最終日のグループインタビューの結果から，講義やグループワークの内容を理解できたかどうかを評価。

・行動目標

　　グループインタビューの結果や社内のSNSグループの記事，コメントの投稿およびその内容によって，行動に変化がみられたかどうかを評価。

・環境目標

　　SNSの閲覧数や参加状況，コメントなどから，学習者同士のコミュニケーションやグループダイナミクスが継続しているかどうかを評価。

　　社員食堂のヘルシーメニュー数の推移を，聴き取り調査により評価。

【結果評価】

　1年後の社内健康診断における体重の変化で評価。

【総括的評価】

　影響評価，結果評価を総括する。プログラム実施後に報告できること。

【経済評価】

・総費用：52,000円

・学習者：12人

・1年前と比べて体重が5％減少した学習者の数：8人

・学習者1人当たりの費用：4,333円（52,000円／12人）

・費用効果：6,500円（52,000円／8人）

【総合的評価】

　アセスメント・企画を含めた形成的評価から総括的評価まで全体について，次回に向けての改善，展望を含めて行う。

7. 成人期の栄養教育―特定健診・特定保健指導― 小集団 個人

　本節では，成人期の中でも特定健診・特定保健指導を受診することが義務化されている40〜74歳に注目する。この年代の課題は，内臓脂肪型肥満（メタボリックシンドローム）からの高血圧，心臓病等の生活習慣病の発症がある。この課題を解決するために，特定健診・特定保健指導では，主として内臓脂肪の蓄積に着目し，健診によって保健指導対象者を抽出して，対象者のもつリスクの数に応じた個別の保健指導を行うことで，その要因となっている生活習慣の改善と予防を行っている。保健指導は，リスクの数に応じて，「情報提供」，「動機づけ支援」，「積極的支援」に階層化され，決定される。

　情報提供は，受診者全員に健診結果通知と同時に，一人ひとりに合った情報を提供する。積極的支援，動機づけ支援の対象者は，特定健診の最終目的である，生活習慣の改善と予防のために，まず健康上の問題を自ら認識し，主体的に解決できることを目指している。

　この目的を達成するために，積極的支援，動機づけ支援に用いられる学習形態は，グループ支援，個別支援，電話支援，電子メール支援があり，それらを組み合わせて実施される。個人への面接に加え，グループ支援を合わせて用いることが保健指導には効果的であり，その場合は地域内の種々の関係者の協力を得ることが重要であるとされている。ICT（情報通信技術）の発達から，2018年に個別支援の初回面接に遠隔支援システムの活用が通知され，2020年11月より継続的な支援もこのシステムを使用して実施することが可能になり，現在，対面と遠隔両方で対応できるようになっている。

　具体的に保健指導の内容をみていきたい。望ましい保健指導のプロセスとして，保健指導の準備（環境整備，資料の確認，対象者が活用できる資源リストの準備，保健指導者間の事前カンファレンス），対象者との信頼関係の構築，対象者のアセスメント（行動変容の準備段階や理解力，生活習慣の振り返りによる関心の有無など），生活習慣とその改善の必要性についての気づきの促し，科学的根拠に基づく健康行動の理解の促進と教材の選定，目標設定の具体化，自己決定を促す等の保健指導期間中のフォロー，評価（目標達成できたかどうか）ができることが求められている。特に，目標設定する際に対象者本人が数値目標の具体化を自己決定し，その上でいつまでに達成するかを設定して以後維持していくように支援することが大切であるとされている。

　特定健診・特定保健指導の実施者は，5年に一度研修に参加しスキルアップすることが望ましいとされている。管理栄養士になっても，引き続き指導方法や効果の検証について日々研鑽を重ねていきたい。

計 画

（1）アセスメント

アセスメント （対象者（母集団） の選定，実態把握）	特定健診にて，社員の10%が積極的支援の対象者とされた。労働時間が不規則な職場で，残業も多い。食塩摂取量が多く，夕食のエネルギー摂取量も多い。
課題の抽出 （優先順位を考慮）	1　腹囲（90cm 以上）の減少 2　血圧の低下 3　適切な夕食の時間

（2）栄養教育計画

1）テーマと目標の設定

テ　ー　マ：食生活を振り返ろう
教育対象者：特定保健指導の積極的支援対象者

結果目標 健康の維持・増進に寄与する最終目標	評価指標
・6か月で体重を3～5％減量する	・翌年度の特定健診の結果

行動目標 食行動や食習慣の行動レベルの目標	評価指標
・自身で主食・主菜・副菜を組み合わせた食事を増やす	・個別支援時での相談結果

学習目標 食知識，食態度に関する目標	評価指標
・食べる時間・内容・量の適切な目安を知る	・アンケート結果

環境目標 環境や周囲の支援に関する目標	評価指標
・社内の食堂・自動販売機の内容を整備する	・販売実績

評 価

【企画評価】

課題抽出に必要な情報は得られたか

課題の抽出，優先順位は適切か

目標設定は適切か

評価指標は適切か

2）計 画 書

教室名	食事で体もメンテナンスしよう
対象者	積極的支援対象者
実施目標	学習者が継続的に参加できるように，就業時間内に実施する
実施者／トレーニング	企業の健康管理センターの管理栄養士／事前に健康管理センターの保健師と流れを確認する
実施場所・設備	会議室
予 算	40,000円
その他	社内各部署の保健指導担当者から，参加を促してもらう

3）教室プログラム（全体計画）

回／月日	ねらい	学習形態・教材	内 容	具体的な評価項目
1（初回）	自分自身のこととして理解できる	グループ支援A	生活習慣を振り返り，行動目標を立て，評価時期について話し合う	過程(プロセス)評価・学習者の受講態度，反応
2	行動目標を継続的に行うことができる	電話支援A	生活習慣を振り返り，行動計画の実施状況を確認する	過程(プロセス)評価・学習者の理解度 アウトプット評価・実施率
3〜7	バランスのよい食事ができる	電話支援A 電子メール支援B	食生活・身体活動等の生活習慣の改善に必要な支援をする	過程(プロセス)評価・参加率・学習者の理解度
8（6か月後）	評価			過程(プロセス)評価・行動計画の実施状況・体重・腹囲の変化

支援Aは積極的関与，支援Bは励まし。

ワンポイント 本節では，「標準的な健診・保健指導プログラム（平成30年度版）」に沿った用語を用い，過程（プロセス）評価，アウトプット評価としています。

【企画評価】
教室実施に必要な項目が含まれているか

学習目標に合った学習形態と内容か

プログラム中に，教育実施と評価に関するもの両方が含まれているか

実 施

◎学習指導案

　本時のテーマ：生活習慣を振り返ろう

　本時のねらい：学習者でお互いの生活習慣（特に食生活）を振
　　　　　　　　　り返り，学習者自身が腹囲の増加につながって
　　　　　　　　　いる原因に気づくことができる

　準備するもの：資料，メジャー，身長・体重計

　展　　　　開：第1回教室

過 程	学習者の活動	実施者の働きかけ	資料・留意点
導 入 （5分）	・あいさつ ・アイスブレーク	・あいさつ ・話しやすい雰囲気づくり	・資料
展 開 （75分）	・自身の食生活を振り返る ・自身の具体的な行動目標を設定する	**講義** ・生活習慣と健診結果の関係，メタボリックシンドロームや生活習慣病について ・自身の食生活を振り返りながら，改善可能な点について考えさせる **グループワーク** ・全員が1つ，食生活で改善できそうな行動目標（例：1週間のうち2回は夕食を20時までに食べる）を立てることができるよう支援する ・さらに行動目標を発表（目標宣言）することができるよう支援する	・グループワークで互いに共有できる部分があることを知って，仲間に具体的な生活改善に取り組もうとする意欲を促す ・目標設定は，数値目標にし，具体化する
まとめ （5分）	・本日の振り返り	・まとめ ・アンケートの実施 　（実施内容，理解度）	・アンケート用紙

【過程（プロセス）評価】

〈学習者〉

・生活習慣と健診の結果が理解できたか

〈実施者〉

・講義の内容，時間配分は適切だったか
・教材の使用は適切だったか

※準備性が整った段階で，設定した行動目標を声に出して周囲に宣言することで，行動の実効性を高める

【アウトプット評価】

学習者の発言や行動から，プログラムで積極的に行動していたかを評価

保健指導件数や保健指導の継続率から，保健事業の参加状況を評価

評 価

1．「個人」に対する保健指導の評価
【過程（プロセス）評価】
・学習目標

　　プログラム全体を通じて，学習者が内臓脂肪を減少させるための食生活，身体活動について知ることができたかを評価（3回目実施後，内容の習熟度をアンケート調査等で評価）。
・行動目標

　　自分で決めた行動目標を継続的に実施することができたかを評価。
・環境目標

　　社員食堂や自動販売機の整備などがあったかどうかを評価。
【結果評価】
・1年後の体重，腹囲，血圧の変化を評価（積極的支援では計画した経過観察時）。

2．「集団」に対する保健指導の評価
【結果評価】（1年後，3年後，5年後）
・肥満度（腹囲・BMIなど）を評価。
・血液検査値（血糖，脂質）を評価。
・メタボリックシンドロームの有病者・予備群の割合を評価。

3．「事業」に対する保健指導の評価
【過程（プロセス）評価】
・対象者の選定は適切であったかを評価。
・対象者に対する支援方法の選択は適切であったかを評価。
【結果評価】

　　結果目標の達成状況等を評価。

4．最終評価

　　アセスメントから評価までを総合的に見直し，次回への改善に生かす。

8．模擬患者を用いた面接技法（SP演習）

（1）概　　要

　病人特有の態度や心理的，感情的側面にいたるまで患者になりきり，患者役を演じる模擬患者（SP：simulated patient）を相手に栄養食事指導を行い，患者がどのように感じたか，患者の声として管理栄養士役へフィードバックすることにより，栄養食事指導におけるコミュニケーション能力を高める。

（2）ね　ら　い

　①　外来や入院中での栄養指導あるいは患者宅へ訪問の際のエチケットやマナーを身につける。
　②　患者および家族（介護者）との信頼関係を形成するスキルを身につける。
　③　患者および家族（介護者）との会話や非言語的情報から，栄養指導や支援に必要な情報を把握し，栄養アセスメント，栄養ケア計画を行う。

（3）キーワード

　栄養食事指導時のエチケットやマナー，信頼関係の形成，情報収集と栄養ケア計画の具体化。

（4）用意する人・もの

　模擬患者および家族（介護者），栄養食事指導場面，ワークシート。

（5）所 要 時 間

　120分。

（6）時 間 配 分

　説明：20分，課題8-1：20分，課題8-2：20分，課題8-3：20分，課題8-4：20分，発表・解説：20分。

解 説

〈SP 演習とは〉

　模擬患者（SP）とは，単に病歴や身体所見にとどまらず，病人特有の態度や心理的，感情的側面にいたるまで患者になりきり，患者役を演じる人をいう。SPを相手にロールプレイを行い，面接では患者がどのように感じたか，患者の声として医療者にフィードバックする。

〈うまく進めるコツ〉

　SP を用いた面接技法のトレーニングでは，SP からのフィードバックにより，コミュニケーション能力を高めることが期待される。そのため，演習後のフィードバックの時間を十分にとり，管理栄養士役をはじめ，SP，観察者，ファシリテーターとの意見交換をしっかりと行うことで，患者に届く栄養指導法，栄養食事支援対応能力を身につけることができる。

〈注意事項〉

　SP 演習は，一般的に初回面接場面を行うことが多い。患者と医療者の人間関係が形成されていないところから，コミュニケーションを通して観察し，情報を収集することで，対応能力が養われる。したがって，SP やその介護者と管理栄養士役の学生が，演習前に交流することがないよう注意する。また，セッティングした居宅場面も演習前に見せず，演習時に初めて訪問することが望ましい。

※本 SP 演習を実施するにあたり，模擬患者およびファシリテーター（教員）用のシナリオを用意しました。建帛社ホームページにて本書「採用者特典」をご参照ください。

> **課題8-1**　8-1 外来栄養食事指導，および8-2 入院栄養食事指導では患者
> 概要，8-3 在宅訪問栄養食事指導では訪問栄養食事指導指示書に基づき，模
> 擬患者を用いた栄養食事指導の準備をしてみよう。
> 　1）栄養アセスメントと想定される課題の抽出をしてみよう。
> 　2）指導計画を立ててみよう。

1）栄養アセスメントと課題抽出

① 年齢，性別，要介護度等から患者の身体状況を推測する。

② 診断名や既往歴等から患者の病態を推測する。

③ 身体所見や検査所見等から，患者の栄養状態，食習慣をアセスメントする。

④ アセスメントした内容から想定される課題を抽出する。

⑤ 抽出した課題を，支援の必要性において優先度の高い順に整理する。

2）指 導 計 画

① 抽出された課題から短期・長期に分けて目標を設定する。

② 目標に向けての栄養ケアを具体化するために，初回指導ですべき働きかけを考える。

③ 初回指導ですべき働きかけを整理し，10分間の模擬面接の流れを考える。

④ 個人栄養食事指導案を作成する。

〈患者概要〉

氏名	MY 様		年齢・性別	43歳・男性
診断名	糖尿病，高血圧，脂質異常症			
既往歴	高尿酸血症			
現病歴	健康診断で肥満，高血圧の指摘は受けていたが，放置。5年前，健診で糖尿病と診断された。			
身体所見	身長：165cm，体重：96kg，BMI：35.3kg/m^2 （20歳代体重：75kg，MAX：102kg）			
検査所見	血圧	156/88mmHg	TG	141mg/dL
	空腹時血糖	260mg/dL	AST	23 IU/L
	HbA1c	8.2%	ALT	52 IU/L
	Hb	16.7g/dL	γ-GTP	75 IU/L
	RBC	549×10^4/μL	BUN	15.7mg/dL
	Ht	49.8%	Cr	0.87mg/dL
	WBC	6,570/μL	eGFR	
	TP	6.8g/dL	カリウム	
	Alb	3.2g/dL	UA	6.0mg/dL
	TC	192mg/dL	尿蛋白	−
	LDL-C	150mg/dL	尿糖	4 +
	HDL-C	49mg/dL		
特記事項	4年前に教育入院をしており，栄養食事指導を2回受けている。ほぼ毎日焼酎ロックで3〜4杯，たばこ30本。間食習慣なし。			

●ワークシート3-1：栄養アセスメントと課題（外来用）

アセスメント （対象者の実態把握）	・ ・ ・
課題の抽出 （優先順位を考慮）	・ ・ ・

ワンポイント 主疾患である糖尿病の病態を血糖コントロールから推察し，糖尿病の病態と関係の深い身体状況（体格）や合併症についてもアセスメントしましょう。アセスメントの結果を受け，現病歴や特記事項を参考に，課題を抽出しましょう。

●ワークシート3-2：目標設定（外来用）

長期目標	
短期目標	

ワンポイント 糖尿病食事療養の目的を長期目標として設定し，その長期目標を見据えた上で，まずは，目指したい短期目標を設定しましょう。短期目標に沿って初回指導計画を立案してみましょう。

●ワークシート3-3：個人栄養食事指導案（外来用）〈例〉

本指導の位置づけ：初回指導
指導場所：外来栄養指導室
指導目標：信頼関係づくり，患者の情報収集，動機づけ
準備するもの：栄養カルテ，電卓，食事調査記録用紙，リーフレット

時　間	要　点	管理栄養士からの働きかけ	資料・留意点
2分	・信頼関係の形成 ・目的確認	・自己紹介 ・主治医からの指導依頼内容を確認する	
4分	・食事についての聴き取り	・習慣的な食事時間と食事内容について聴き取りをし，患者の回答の中から食事療法に対する態度や理解度を把握する	
2分	・食事療法に対する理解度の確認	・食事療法の意義についての理解度を確認した上で説明する	・一方的にならないように注意しながら，リーフレットを用いて説明する
2分	・目標設定	・まず実践できそうなことを考えていただく	

退院時栄養食事指導

〈患者概要〉

氏名	TY 様		年齢・性別	79歳・女性
診断名	誤嚥性肺炎			
既往歴	肺炎，鉄欠乏性貧血			
身体所見	身長：155cm，体重：44.7kg，BMI：18.6kg/m^2			
検査所見	血圧	128/75mmHg	TG	
	空腹時血糖		AST	
	HbA1c		ALT	
	Hb	13.8g/dL	γ-GTP	
	RBC	$10^4/\mu$L	BUN	
	Ht		Cr	
	WBC		eGFR	
	TP	6.8g/dL	カリウム	
	Alb	3.5g/dL	UA	
	TC		尿蛋白	
	LDL-C		尿糖	
	HDL-C			
主治医からの意見	入院する前は，お茶などの水分を飲む際にむせることがありました。今のところ，水分摂取によるむせを生じていません。退院日が近くなり，自宅での食生活に対して不安が強くなっています。退院後の在宅における食生活についてフォローをお願いします。			

●ワークシート3-4：栄養アセスメントと課題（入院用）

アセスメント （対象者の実態把握）	・ ・ ・
課題の抽出 （優先順位を考慮）	・ ・ ・

ワンポイント 入院の治療目的は誤嚥性肺炎であり，入院前はお茶などの摂取によってむせが生じていました。退院にあたっても食事摂取に関して，咀嚼・嚥下の問題や食事摂取量の低下に伴う低栄養についてもアセスメントする必要があります。アセスメントと課題抽出をしましょう。

●ワークシート3-5：目標設定（入院用）

長期目標	
短期目標	

ワンポイント 在宅療養での目的を長期目標とし，主治医からの意見に従い，まずは目指したい短期目標を設定しましょう。

●ワークシート3-6：個人栄養食事指導案（入院用）〈例〉

本指導の位置づけ：退院時指導
指導場所：栄養指導室
指導目標：信頼関係づくり，患者の情報収集，動機づけ
準備するもの：栄養カルテ，電卓，リーフレット

時　間	要　点	管理栄養士からの働きかけ	資料・留意点
2分	・信頼関係の形成 ・目的確認	・自己紹介 ・主治医からの指導依頼内容を確認する	
4分	・食事に関する聴き取り	・退院後の食生活について，どのようなことが不安であるか把握する	・不安要素を確認し，実行可能かどうかに注意しながら説明する
2分	・食事の支援内容の具体化	・管理栄養士にどのような支援を求めているか把握する	
2分	・目標設定	・まず実践できそうなことを考えてもらう	

8-3 在宅訪問栄養食事指導

訪問栄養食事指導指示書

〈患者概要〉

氏名	YK 様		年齢・性別	82歳・男性
診断名	肺がん，がん性リンパ管症			
既往歴	白内障（両眼，術後治癒），高血圧（現在加療中）			
主な治療薬	ザイザル，アムロジン，オルメテック，ルプラック，プレドニン，ガスターD，ムコダイン，吸入液，HOT = 2 L/min			
特記事項	要介護２，妻と２人暮らし			
身体所見	身長：165cm，体重：56.6kg，BMI：20.8kg/m^2			
検査所見	血圧	145/95mmHg	TG	64mg/dL
	空腹時血糖	118mg/dL	AST	30 IU/L
	HbA1c		ALT	26 IU/L
	Hb	13.1g/dL	γ-GTP	26 IU/L
	RBC		BUN	
	Ht		Cr	0.79mg/dL
	WBC		eGFR	70.6mL/分/1.73m^2
	TP	6.3g/dL	カリウム	4.4mEq/L
	Alb	3.6g/dL	UA	10.0mg/dL
	TC		尿蛋白	
	LDL-C		尿糖	
	HDL-C			

〈指示内容〉

目標体重・目標BMI	現状維持
指示栄養量	エネルギー：1,800kcal
	たんぱく質：60 g，食塩：7 g
主な指示内容	□体重管理　□低栄養状態　□食形態　☑経口摂取支援 □嚥下機能　□脱水　□浮腫　□褥瘡　☑便秘　□下痢 ☑栄養療法　☑その他（食べ始めに嘔吐あり，嚥下困難）
主治医の意見	肺がんの術後再発で在宅酸素療法中です。症状緩和を中心に診療を行っています。入院中から食思低下が著しく，退院後は徐々に改善傾向にありますが，フォローをお願いします。

●ワークシート3-7：栄養アセスメントと課題（在宅用）

アセスメント （対象者の実態把握）	・ ・ ・
課題の抽出 （優先順位を考慮）	・ ・ ・

ワンポイント 病態と関係の深い身体状況（体格）をまずアセスメントし，主治医からの指示内容や意見からアセスメントと課題抽出をしましょう。

●ワークシート3-8：目標設定（在宅用）

長期目標	
短期目標	

ワンポイント 在宅療養での目的を長期目標とし，主治医からの意見に従い，まずは目指したい短期目標を設定しましょう。

●ワークシート3-9：個人栄養食事指導案（在宅用）〈例〉

本指導の位置づけ：初回訪問
指導場所：患者居宅
指導目標：信頼関係づくり，患者の情報収集，課題整理
準備するもの：主治医の指示書，栄養カルテ，体重計，電卓

時　間	要　点	管理栄養士からの働きかけ	資料・留意点
2分	・信頼関係の形成 ・目的確認	・自己紹介 ・主治医からの指導依頼内容を確認する	
4分	・生活，食事に関する聴き取り	・生活状況や食事について聴き取り，今の生活や状態をどのように感じているか，どのようなことで困っているかを把握する	・患者本人と妻の両方から聴き取りを行う
2分	・今後の支援内容の具体化	・管理栄養士にどのような支援を求めているか把握する	
2分	・次回訪問の内容確認	・次回訪問時にどのような提案を求めているか確認する	

8-4 フィードバック

> **課題8-2** 課題8-1の指導案をもとに，管理栄養士として初回栄養食事指導を行ってみよう。

〈SP 演習の進行〉

1．ファシリテーターから学生へ場面設定を説明
2．SP との栄養面接：管理栄養士役の学生1名
3．グループの中で管理栄養士役以外の学生は，演習を観察し，演習後，よかった点，改善点を管理栄養士役の学生にフィードバック
4．管理栄養士役の学生からフィードバックを受けての感想

●ワークシート3-10：演習後のフィードバック内容

項　　目	感想・意見
管理栄養士役学生からの感想	
観察していた各学生からの感想・意見	
SPからの栄養食事指導を受けての感想	
SPの介護者(妻)役の感想（在宅）	
ファシリテーターからのコメント	

●ワークシート3-11：フィードバックを受けての感想

項　　目	感想・意見
フィードバックを受けての管理栄養士役学生の感想	

9. 客観的臨床能力試験（OSCE）
個人

（1）概　　要

　管理栄養士は「栄養の指導」を通して，人々の健康の維持・増進，疾病の予防・治療・重症化予防，介護予防・虚弱支援を実践する専門職である。養成施設の卒業時に学生が到達すべき学修目標の１つに，「対象者とのコミュニケーションや他（多）職種との連携・協働」がある。これらの到達度評価法の１つに，OSCE（客観的臨床能力試験；objective structured clinical examination）がある。

　OSCE は，Harden らによって1975年に考案された客観的な臨床能力評価法で，日本においても急速に普及した。医・歯・薬および獣医学部では，臨床実習前に，コンピュータを用いた知識・問題解決能力の客観的な試験 CBT（computer based testing）と，態度・診察技能試験である OSCE の両方の受験を課している。さらに，2020年からは医学部で Post-CC OSCE（post-clinical clerkship OSCE；臨床実習後 OSCE）を６年次に実施している。OSCE における「医療面接や身体診察を中心とした初期情報」から，「疾患・病態の推論や治療計画等を他（多）職種チームに伝える技能（症例提示能力）」を問う統合的な臨床能力を測るもので，コミュニケーション力が一層求められる傾向にある。

　模擬患者は，Barrows が "programmed patient" として1964年に世界で初めてその活用について報告し，その後，1968年に "simulated patient" として発展させたものである（p.92参照）。OSCE では，あらかじめ一定のシナリオや患者背景に基づいて台詞や態度等を統一しており，「標準化された患者役」であることが求められ，SP（standardized patient；標準模擬患者）と称する。どちらも SP と略される。

　現在，管理栄養士養成施設での実践例では，SP に対して所定の時間内に，①初回面接，②身体計測，③食事の聴き取りの実技課題を行うことが多い。学生は，栄養相談に求められる臨床スキルを評価するためにデザインされたいくつかの小部屋（ステーション）に分かれて受験する。教員は，学生のパフォーマンスを SP の対話面接における基本的コミュニケーションや測定手技に着目して観察する。その際，あらかじめ設定したチェック項目と採点マニュアルに従って，学生が「何を」，「どの程度」実施できたかを点数方式で評価し，試験終了後直ちに学生にフィードバックする。SP も学生の印象や言葉遣い等を患者としての視点で評価する。

　学生は「現時点で自分ができていること，できていないこと」を客観的に確認できるため，自己省察に役立ち，同時に教員自身の学びを深めることも期待できる。筆記試験やレポートなどの知識の修得度評価と併せて活用することが望ましい。

（2）ね ら い

　本節では，課題「２型糖尿病患者の初回面接」の演習を，初回面接のポイント（図3-6）を参考に実施する。

① 患者の生活状況や病態をイメージできる。

② 患者の気持ちに共感し，生活や環境に適った栄養指導計画立案につなげる。

③ フィードバック内容を参考に，現時点で「できていること，できていないこと」を自己評価し，今後の学修目標を設定できる。

（3）キーワード

OSCE，初回面接，フィードバック，振り返り。

（4）用意するもの

課題文・患者プロフィール（クリアファイルに入れる，試験室にも同じものを置く），タイマー，アラーム音付きタイマー，アセスメント票，評価票（教員およびSP用），振り返りシート。

（5）所要時間

学生数によって異なる。別プログラムと並行実施。

（6）時間配分

説明：30分，動線確認リハーサル：15分（実施要項を用いて全体で1回），受験・振り返りシート記入：20分／人。

〈実施要項〉

① 栄養教育論実習室で身支度を確認する。

・白衣を着用し，全身鏡で身支度を確認してください。

② 課題を読む（2分）。

・課題文は，試験室内でも確認できるように机上に置いてあります。

③ 課題を実施する（10分）　→　終了（アラーム音）。

・指示に従い，試験室に入室して課題を始めて下さい。

・アラーム音で試験終了の合図をしますので，面接途中でも終了してください。

④ 評価を受ける（2分）　→　終了（アラーム音）。

⑤ 振り返りシートを記入する。

・提出箱に投函してください。

（注意点）

◆ 試験室へは，白衣を着用し，筆記用具のみを持参してください。

◆ 試験室にあるものを使用して課題を実施してください。

◆ 知識・技術だけではなく，言葉遣いや態度も評価されます。

◆ 実際の患者様への個人面接と想定として課題を行って下さい。

◆ 試験室内だけではなく，待機中や振り返りシートを記入する間も評価の対象です。

◆ 実施要項を理解し，私語を慎み，自主的に行動して下さい。

ノックを3回 ⟶ 入室：「失礼いたします」 ⟶ 管理栄養士の席まで進む

〈導　入〉

① あいさつ：対象者をフルネーム（○○さん）で確認，自己紹介
② 対象者をリラックスさせるための配慮，言葉がけ
　　アイスブレーク：（例）急に（雨が）降ってきましたね。濡れませんでしたか？
③ 面接の目的・来所（受診）理由・面接時間などの確認

〈発　展〉　傾聴（共感的理解）－情報収集－承認

① 知識，理解度
　　・医師からどのような説明を受けたのか
　　・検査結果を理解しているか
　　・栄養指導を受けた経験の有無
　　・食事療法についての理解度など

② 現病歴，既往歴，治療歴，家族歴，受療行動
③ 体重歴（体重変化），服薬の有無，アレルギー，排便，生活習慣
④ 家庭環境，家族構成，調理担当者
（OSCE では時間の関係もあるので，診療録や事前の問診票に記載されている内容を，CQ（閉ざされた質問）で確認してもよい）

⑤ 主訴（本人が困っていること），不安，思い
　　・現在の自分の状態の認識（どう思っているか）
　　・食事療法の受容度
　　・生活習慣改善の準備性（レディネス）の確認など
　　　　　　　⟶ どのように見極めるか考えてみよう

〈終　結〉

① 現在の状態の要約（食事療法が必要であることの説明），意思の確認
② 聞き漏らし・言い忘れの有無の確認
③ 次回の約束
④ 終了のあいさつ

図3-6　初回面接のポイント

課題9-1　OSCEをしてみよう（制限時間は10分）。
1）健診後の要指導者で，当院には初診として来院したという設定。
2）聴き取りをしながらアセスメント票に必要事項を記入し，試験終了後，担当管理栄養士欄に名前を記入して提出する。
3）面接が制限時間内に終了した場合，次の言葉を終了の合図としていう。
「次回はこのシートに，食べたり，飲んだりしたものを1日分記入して，持参してください」

〈患者概要と場面設定〉

氏名	佐藤　栄子（さとう　えいこ）様
年齢・性別	48歳・女性
場面設定	H市内の総合病院内科外来，初診。健診後，指示されて受診する。健診結果（下記）は外来窓口で提出，医師の診察を受けた後，栄養指導室に来た。
健診結果	身長：156cm，体重：60kg，BMI：24.7kg/㎡，血圧：120/70mmHg 尿糖：＋＋，空腹時血糖：140mg/dL，HbA1c（NGSP値）：7.7％（空腹時血糖値126mg/dL以上，HbA1c 6.5%以上は，ともに糖尿病型） 自覚症状は特にない。

●ワークシート3-12：OSCE　アセスメント票

（ふりがな）さとう　えいこ	性別：女性	年齢：48歳
氏名：　佐藤　栄子		

質問項目

担当管理栄養士

課題9-2　OSCEを振り返ってみよう。

●**ワークシート3-13**：OSCE　振り返りシート

> 　　この振り返りシートは，何が書かれていても<u>不利になることや，嫌な思い</u>
> <u>をすることは絶対にありません</u>ので，正直にお答えください。

設問1：課題実施時間はいかがでしたか？　　　　　　　　　　　　　（1つに○）
　1．余裕があった　　　2．丁度よかった　　　3．少し足りなかった　　　4．足りなかった

設問2：課題はどの程度できましたか？　　　　　　　　　　　　　　（1つに○）
　1．できた　　　2．まあまあできた　　　3．あまりできなかった　　　4．できなかった

　　　※できなかった理由は？　　1．知識不足　　　2．準備不足　　　3．課題演習不足
　　　　　　　　　　　　　　　　4．その他（　　　　　　　　　　　　　　　　　）

設問3：評価者（教員）の総評（フィードバック）で，よい点を評価されましたか？
　　　　　　　　　　　　　　　　　　　　　　　　　　　　　　　　（1つに○）

　1．された　　　2．されなかった

　※その内容は？

設問4：評価者（教員）の総評（フィードバック）で，悪い点を指摘されましたか？
　　　　　　　　　　　　　　　　　　　　　　　　　　　　　　　　（1つに○）

　1．された　　　2．されなかった

　※その内容は？

設問5：評価者（教員）の総評（フィードバック）を聞き，どんなことを感じたり，
　　　　考えたりしましたか？

設問6：OSCE を受験して，いかがでしたか？ （1つに○）

1．満足　　2．やや満足　　<u>3．やや不満足</u>　　4．不満足

↓

※その理由は？ [   ]

設問7：OSCE を卒業までに何回受験したいですか？ （1つに○）

<u>1．0回</u>　　2．1回（希望の時期は？：　　　　　　　　　　）
　　　　　　3．2回（希望の時期は？：　　　　　　　　　　）（　　　　　　　　　　）
　　　　　　4．3回（希望の時期は？：　　　　　　　　　　）（　　　　　　　　　　）
　　　　　　　　　　　　　　　　（　　　　　　　　　　）

↓

※その理由は？ [   ]

設問8：このような OSCE を利用した学習方法を行うことに関して，あなたの考え
　　　　に沿うものを下記から上位3つを選び，枠の中に番号を記入してください。

1．患者側の思いを配慮した面接ができる。
2．自分の初回面接の能力を客観的に知ることができる。
3．先生などをモデルにして，もっと見学してから実施したい。
4．他の学生の様子を見学したい。
5．臨場感を体験することができる。
6．勉強にならないので，実施しなくてよい。
7．終了後直ちにアドバイスが得られて有益である。
8．その他（　　　　　　　　　　　　　　　　　　　　　　　　）

1位	2位	3位

設問9：最後に，OSCE に関して思うことを自由に書いてください。

[   ]

ご協力ありがとうございました

◆ OSCE　評価シート〈観察者（教員）用〉

授業番号　＿＿＿＿＿＿＿＿＿＿＿
評価者氏名　＿＿＿＿＿＿＿＿＿＿＿

【インタビューの過程】

	〈しなかった〉	〈した〉
1．あいさつ／患者の名前を確認した	0□	1□
2．自己紹介をした	0□	1□
3．患者が話しやすいように質問内容を配慮した	0□	1□
4．視線を向けた	0□	1□
5．豊かな表情，適切な姿勢やしぐさだった	0□	1□
6．聞き取りやすい声の大きさ，速さだった	0□	1□
7．適切な言葉遣いやわかりやすい言葉を用いた	0□	1□
8．適切な質問のタイミングや間をとった	0□	1□
9．後半で要約を述べ，確認した	0□	1□
10．共感的理解の態度を示した	0□	1□
11．言い忘れたことがないかをたずねた	0□	1□

	〈不可〉	〈可〉	〈良〉
12．インタビュー全体の流れ（印象）	0□	1□	2□

点／13

【情報収集】

	〈しなかった〉	〈した〉
13．受療行動をたずねた（前医）	0□	1□
14．医師にどういう説明を受けてきたか確認した	0□	1□
15．自分の状態を理解しているか確認した	0□	1□
16．15を具体的に聞いた	0□	1□
17．栄養指導を受けたことがあるかたずねた	0□	1□
18．17の内容を聞いた	0□	1□
19．17の程度を聞いた	0□	1□

点／7

合計

点／20

◆ OSCE　評価シート〈SP用〉

| | 授業番号 | _____ |
| | 評価者氏名 | _____ |

	〈全くそう 思わない〉	〈少しは そう思う〉	〈大変 そう思う〉
1．マナーや言葉遣いは適切であった	0 ☐	1 ☐	2 ☐
2．しぐさ，姿勢，動作は適切であった	0 ☐	1 ☐	2 ☐
3．言葉の速さは適切であった	0 ☐	1 ☐	2 ☐
4．自分の話をきちんと聴いてもらえた	0 ☐	1 ☐	2 ☐
5．うなづきや視線，間をもって話せていた	0 ☐	1 ☐	2 ☐
6．話しやすい工夫，開いた質問をした	0 ☐	1 ☐	2 ☐
7．自分の話をさえぎらなかった	0 ☐	1 ☐	2 ☐
8．質問がないか確認してくれた	0 ☐	1 ☐	2 ☐
9．自分の話は正確に理解されたと思う （確認，要約，話の内容などから）	0 ☐	1 ☐	2 ☐
10．専門用語を用いず，わかりやすい言葉であった	0 ☐	1 ☐	2 ☐
11．この次もこの管理栄養士に話をしたい	0 ☐	1 ☐	2 ☐

合計
点／22

※採用校の先生方のために，観察者（教員）およびSP用のシナリオとSPの標準化用の資料を用意しました。建帛社ホームページにて本書「採用者特典」をご参照ください。なお，OSCEプログラムは，岡山県立大学の川上貴代教授との共同研究による成果です。

10. 高齢期の栄養支援（高齢者施設）

　本節では，要介護認定を受け，施設サービスや居宅サービスなどを利用している高齢者を学習者とする。具体的には，施設サービスでは入所の場合は要介護3以上の者が学習者となり，通所の場合は要支援（介護予防・日常生活支援総合事業通所型サービス）と要介護（通所介護）の者である。

　栄養教育の留意点としては，介護度を含めた個人的要因，環境要因である家族や社会とのつながりなどの社会的側面を考慮し進めていくことが大切である。

　栄養ケア・マネジメントにおける栄養ケア計画には，栄養補給，栄養食事相談，多職種による栄養ケアが含まれている。介護度が重度化するに従い，栄養補給に重点が置かれる傾向にあるかもしれないが，QOL の維持・向上のための食態度形成を目標にした栄養教育や，食環境づくりも大切である。学習者1人ひとりの QOL の維持・向上のためには，尊厳の確保，健康寿命の延伸，自立支援を柱として栄養教育を行うことが必要である。

　施設で生活している高齢者の多くは，食事を楽しみにしている。しかし，用意された食事をただ食べるという受け身の状態が続けば，主体性を損なうことにつながりかねない。学習者の主体性を尊重し，ニーズに応えていくことが重要である。

　さらに，図3-7に示すように，食事をする行動が QOL の維持・向上や健康寿命の延伸につながっている。これは「食べること」が，必要な栄養素の摂取だけでなく，身体機能を存分に活用したり，人と人とのつながりや食環境とのふれあいの機会となったりすることで，生きる意欲や喜び，楽しさにつながっていると考えられる。

　このように，高齢者がいつまでも元気に生き生きと生活していくためには，提供する食事の栄養面だけでなく，どのような食事の場にしていくかを念頭に置き，栄養教育を実施していくことが重要である。

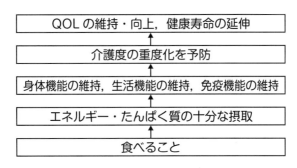

図3-7　高齢者にとっての「食べること」の意義

（1）アセスメント

アセスメント （対象者（母集団）の 選定，実態把握）	特別養護老人ホームＪの入所者は，食事に対する関心が低い（観察）。残菜調査の集計結果では，少ないとはいえない状況だった。
課題の抽出 （優先順位を考慮）	1　楽しい食事 2　食事への主体的なかかわり 3　食事を考える際の自分らしさの発揮

（2）栄養教育計画

1）テーマと目標の設定

テ ー マ：楽しみとしての食事

教育対象者：特別養護老人ホーム入所者

結果目標 健康の維持・増進に寄与する最終目標	評価指標
・介護度を維持する	・栄養ケア・マネジメントにおけるモニタリング

行動目標 食行動や食習慣の行動レベルの目標	評価指標
・食べたい食事が表現できる	・第2回教室の料理の選択内容 ・第3回教室の回答

学習目標 食知識，食態度に関する目標	評価指標
・楽しく食事をしたいと思う	・第2回教室の食事時間の観察 ・第3回教室の観察

環境目標 環境や周囲の支援に関する目標	評価指標
・多職種が協働し，楽しい食事の場をつくる	・第2回教室以降の食事時間の観察

評 価

【企画評価】

課題抽出に必要な情報は得られたか

課題の抽出は適切か

目標設定は適切か

評価指標は適切か

2）計　画　書

教室名	やっぱり食事は楽しいね
対象者	特別養護老人ホームＪ入所者
実施目標	・敬老祝膳を選択メニューにする ・多職種が協働し，楽しい食事の場をつくる
実施者／ トレーニング	管理栄養士，調理員，介護士／年度当初に年間計画を提出し，プログラム開始１か月前までに打ち合わせを実施。各回１週間前に最終打ち合わせを実施
実施場所・設備	居室，食堂
予　算	普段の食費の中でやりくりするためなし

3）教室プログラム（全体計画）

回／ 月日	ねらい	学習形態・ 教　材	内　容	具体的な 評価項目
1 8月	自分らしい食事について考える	面接	好きな料理，楽しかった食事の思い出を聴き取る（場合によっては家族から聴く）	経過評価 ・学習者の反応
2 9/8～ 9/15	自分で食べたい食事がわかる	会食	敬老祝膳の主菜・副菜を（事前に）選択し，みんなで会食する	経過評価 ・学習者の反応（食事に対する意欲があるか）
3 9/16 以降	これからどのような食事がしたいか考える	講義 面接	これからの施設の食事について，個人に合った方法で自由に表現する（絵，文章，語りなど）	経過評価 ・学習者の反応 ・学習者の回答（積極的に取り組んでいるか）

【企画評価】
教室実施に必要な項目が含まれているか

学習目標に合った学習形態と内容か

プログラム中に，教育実施と評価に関するもの両方が含まれているか

実 施

◎学習指導案

　　本時のテーマ：こんな食事が食べたいな

　　本時のねらい：施設での食事に対して主体的になれる

　　準備するもの：第1回教室時の回答をまとめたもの，ワーク
　　　　　　　　　シート

　　展　　　　開：第3回教室

過　程	学習者の活動	実施者の働きかけ	資料・留意点
導　入 （10分）	・敬老祝膳の感想を話す	・本日の流れを説明する ・敬老祝膳（第2回教室）の様子を説明する	・敬老祝膳のときの写真
展　開 （40分）	・学習者同士の思い出を共有し，楽しい食事について思いをめぐらす ・どんな食事がしたいかそれぞれ表現する（絵，文章など，学習者の得意な方法でよい）	**講義**（管理栄養士） ・情動的喚起をねらい，学習者たちの好きな料理，楽しかった食事を紹介する ・学習者に合った方法で表現するよう促す（集団でできない場合は個別に面接を行う）	・第1回教室の回答をまとめた資料 ・ワークシート
まとめ （5分）	・今後の食事について期待する	・まとめ（今後の取り組みについて） ・あいさつ	

【経過評価】
〈学習者〉
・楽しそうに話しているか
・楽しそうに聞いているか
・積極的に取り組んでいるか

※自分で選択した食事の楽しさを思い出すことにより（情動的喚起），自己効力感が高まる

〈実施者〉
・学習者が楽しく参加できるような工夫をしているか

【形成的評価】
今後の食事についての方向性を明らかにできたか

評 価

【影響評価】

・行動目標

　　第2回教室時，事前に料理を選択するとき，主体性をもって回答しているか，第3回教室時に自分らしい食事が表現できているかを評価。

【結果評価】

　栄養ケア・マネジメントにおけるモニタリングを通じ，低栄養のリスクが低減しているか，介護度が上がらないよう維持されているかを評価。

【総括的評価】

　影響評価，結果評価などに基づき，プログラムの効果を総括的に把握する。

【経済評価】

・費用便益

　　介護保険サービス利用料の抑制

【総合的評価】

　プログラムの総合的な評価を行いつつ，入居者1人ひとりの"楽しい食事"を実現するための方法について検討する。

計画

（1）アセスメント

アセスメント （対象者（母集団）の 選定，実態把握）	K特別養護老人ホームのデイサービスに通う高齢者の中には，小食で昼食を食べきれない方がいる。また，家ではほとんど調理にかかわることがなく，家族とも食べるものが異なる。
課題の抽出 （優先順位を考慮）	1　小食による低栄養の改善 2　個食から共食へ 3　脱水の予防

（2）栄養教育計画

1）テーマと目標の設定

テ　ー　マ：高齢者のおやつについて
教育対象者：デイサービス利用者

結果目標 健康の維持・増進に寄与する最終目標	評価指標
・体重を増加または維持させる	・栄養ケア・マネジメントでのモニタリング

行動目標 食行動や食習慣の行動レベルの目標	評価指標
・家庭でも心と身体によいおやつを食べる	・学習者への聴き取り ・家族への聴き取り

学習目標 食知識，食態度に関する目標	評価指標
・おやつの大切さを知る ・適したおやつがわかる	・教室時の観察

環境目標 環境や周囲の支援に関する目標	評価指標
・家族と共食する	・学習者への聴き取り ・家族への聴き取り

評価

【企画評価】

課題抽出に必要な情報は得られたか

課題の抽出は適切か

目標設定は適切か

評価指標は適切か

2）計　画　書

教室名	おやつで笑顔！
対象者	Ｋ特別養護老人ホームデイサービス利用者
実施目標	・おやつづくりをする ・幼児と一緒におやつを食べる機会を設ける
実施者／ トレーニング	管理栄養士，介護士／年度当初に年間計画を提出し，プログラム開始1か月前までに打ち合わせを実施。各回1週間前に最終打ち合わせを実施
実施場所・設備	デイサービスルーム
予　算	12,000円（食材料費，おやつ・飲み物代）

3）教室プログラム（全体計画）

回／ 月日	ねらい	学習形態・ 教材	内　容	具体的な 評価項目
1 4/18	高齢者にとってのおやつの大切さを知る	講義 会食	高齢者にとってのおやつの役割，適したおやつについて学ぶ	経過評価 ・学習者の反応
2 4/25	おやつづくりの楽しさを感じる	調理実習	（ホットプレートなどを用いて）簡単にできるおやつをつくって食べる 自分のできることをやってみる	経過評価 ・学習者の反応 経費 ・費用6,000（円）
3 5/2	おやつの時間を楽しむ	会食	近所の保育園児を施設に招き，一緒におやつを食べる	経過評価 ・学習者の反応 経費 ・費用6,000（円）

【企画評価】
教室実施に必要な項目が含まれているか

学習目標に合った学習形態と内容か

プログラム中に，教育実施と評価に関するもの両方が含まれているか

実　施

◎学習指導案

　　本時のテーマ：おやつは心と体の栄養

　　本時のねらい：高齢者にとってのおやつの役割，どのようなお
　　　　　　　　　　やつが適しているかについて学ぶ

　　準備するもの：資料（家族も活用できる），実物大おやつカード

　　展　　　　開：第1回教室

過　程	学習者の活動	実施者の働きかけ	資料・留意点
導　入 （15分）	・家で間食として食べている食品や飲み物をカードの中から選ぶ	・あいさつ ・家で間食として食べている食品や飲み物をあげてもらう	・おやつカード
展　開 （20分）	・高齢者にとってのおやつの役割，どのようなおやつが適しているかを知る ・おやつを食べる	講義（管理栄養士） ・高齢者に不足しがちな栄養素，食品 ・おやつの意義 ・高齢者にとってのおやつの役割 ・好ましいおやつ 会食 ・みんなで食べる楽しさを伝える	・資料 ・おやつ ・飲み物
まとめ （5分）	・学んだことを家族に伝えたいと思う	・本日のまとめ ・あいさつ	

ワンポイント 高齢期では，異世代との共食の機会はとても大切です。

【経過評価】
〈学習者〉
・実物大おやつカードに興味をもっているか
・高齢者にとっておやつの大切さが理解できたか
・どのようなおやつを食べればよいか理解できたか
・家庭でもおやつを食べたいと思えたか

※行動に対してポジティブな気持ちをもつと，行動を起こしやくすなる

〈実施者〉
・学習者に理解しやすい内容，表現法であったか

【形成的評価】
学習目標は達成できたか

評 価

【影響評価】

・学習目標

　教室時の観察に加え，全プログラム終了後の聴き取りにより，自分に適したおやつが説明できるか評価。

・行動目標

　教室終了後，家庭でどのようなおやつをどのように食べているかについて，学習者への聴き取りや家族への聴き取りにより評価。

・環境目標

　教室終了後，家庭でどのように食事をしているかについて，学習者への聴き取りや家族への聴き取りにより評価。

【結果評価】

　栄養ケア・マネジメントにおけるモニタリングを通じ，体重が増加または維持されているかを評価。

【総括的評価】

　影響評価，結果評価などに基づき，プログラムの効果を総括的に把握する。

【経済評価】

・総費用：12,000円

・学習者：30人

・3か月後に体重管理ができた学習者の数：25人

・学習者1人当たりの費用：400円（12,000円／30人）

・費用効果：480円（12,000円／25人）

【総合的評価】

　プログラムの総合的な評価を行いつつ，利用者1人ひとりの社会的側面を考慮して，課題解決のための方法について検討する。

11. 高齢期の栄養支援（在宅訪問栄養食事指導）

　現在，管理栄養士が療養者の自宅を訪問して栄養食事指導を行うには，医療保険では「在宅患者訪問栄養食事指導」，介護保険では「居宅療養管理指導」が設定されている。要介護認定を受けている場合は，介護保険から「居宅療養管理指導費」が算定され，認定を受けていない場合は，医療保険から「在宅患者訪問栄養食事指導料」が算定される。

　管理栄養士による訪問栄養食事指導の実施率は低いとされるが，超高齢社会を迎え，在宅での療養者が急増することが予測されており，療養者が自宅で安心して生活するために，訪問管理栄養士により栄養食事サポートを実施していくことが望まれる。

　訪問栄養食事指導の対象は，「通院または通所が困難な場合」，「特別食を提供する必要性を認めた場合」，「低栄養状態にある場合」である。訪問栄養食事指導を行うには，主治医より指示書をもらい，主治医や訪問看護師，ケアマネジャー等関連職種と連携し，栄養ケア計画を作成し，地域の在宅ケアチームの一員として計画に沿って取り組むことが大切となる。

　訪問栄養食事指導において，主役は在宅療養者本人であり，また，介護者や家族の意思も大切にしながら進めることが重要である。訪問は療養者の「生活の場」にて行うものであるから，訪問管理栄養士は，療養者や介護者から信頼されるように，エチケットやマナーには十分気を配ることはいうまでもない。また，病院内での栄養指導のように患者データを即座に把握できることは少なく，訪問時のコミュニケーションを通して観察し，食事状況や栄養状態を把握する。

要点	・療養者・介護者との信頼関係とコミュニケーションから，食事状況・栄養状態を把握 ・QOLの維持・増進のための栄養食事支援 ・療養者および介護者の立場に立った具体的方策の提示によるアプローチ

11-1　在宅療養者本人への栄養教育 個人

計画

（1）アセスメント

アセスメント （対象者（母集団）の 選定，実態把握）	・肥満1度，血糖コントロール不良の在宅療養者 ・膝関節痛のため，自宅内でも移動困難 ・家族の食事準備が優先され，療養者の食事管理 　は不十分
課題の抽出 （優先順位を考慮）	1　体重管理の重要性の理解 2　間食や主食の量による摂取エネルギー量の調 　整

（2）栄養教育計画

1）テーマと目標の設定

テ　ー　マ：糖尿病在宅療養者に対する訪問栄養食事指導
教育対象者：糖尿病在宅療養者

結果目標 健康の維持・増進に寄与する最終目標	評価指標
・血糖をコントロールし，糖尿病合併症 　を予防する	・HbA1c 7％未満

行動目標 食行動や食習慣の行動レベルの目標	評価指標
・肥満を改善する ・間食や主食の量に注意し，適正なエネ 　ルギー摂取量にする	・聴き取りによる食事調 　査 ・体重記録表

学習目標 食知識，食態度に関する目標	評価指標
・糖尿病合併症予防に向け，体重管理お 　よび血糖コントロールのための食事療 　法について理解する	・会話での質問

環境目標 環境や周囲の支援に関する目標	評価指標
・療養者本人にとって，糖尿病食事療法 　が必要であることを家族も理解し，食 　事療法が継続できるように支援を行う	・訪問時の家族からの聴 　き取り

評価

【企画評価】

課題抽出に必要な
情報は得られたか

課題の抽出は適切
か

目標設定は適切か

評価指標は適切か

2）計　画　書

訪問名	糖尿病在宅療養者に対する訪問栄養食事指導
対象者	糖尿病在宅療養者本人
実施目標	糖尿病合併症予防に向け，体重管理および血糖コントロールのための食事療法を継続できるようになる
実施者／トレーニング	在宅訪問管理栄養士／ケースカンファレンスに参加し，他職種と情報を共有しておく
実施場所・設備	在宅療養者居宅
その他	交通費・食材料費は実費請求（報酬：5,300円／回）

3）訪問栄養食事指導プログラム（全体計画）

回／月日	ねらい	学習形態・教材	内　容	具体的な評価項目
1 10/5	目的および支援内容の確認，療養者の情報収集をする	初回訪問面接	今までの生活や食事状況を把握し，療養者の課題を整理する 管理栄養士に何を求めているか確認する	経過評価 ・療養者の反応
2 10/19	血糖コントロールのため，療養者に合った目標を設定する	居宅訪問面接 糖尿病合併症予防に関する資料	血糖コントロール，体重管理の重要性を知ってもらい，実践しやすい目標を設定する	経過評価 ・療養者，家族の反応 ・体重の計測記録
3 11/19	間食や主食のとり方に留意する	居宅訪問面接 菓子や主食のエネルギー量一覧表	間食への留意の必要性を促し，実践可能なとり方の工夫について提案する	経過評価 ・療養者，家族の反応 ・間食摂取状況

【企画評価】
訪問実施に必要な項目が含まれているか

学習目標に合った学習形態と内容か

プログラム中に，教育実施と評価に関するもの両方が含まれているか

実 施

◎訪問指導案

訪問のテーマ：初回指導

訪問のねらい：信頼関係づくり，療養者の情報収集，課題整理

準備するもの：主治医の指示書，栄養カルテ，体重計，電卓

展　　　　開：第1回訪問

過 程	学習者の活動	実施者の働きかけ	資料・留意点
導 入 （10分）	・信頼関係の構築 ・目的を理解する	・自己紹介 ・主治医からの依頼内容，栄養ケア計画の内容などを伝え，訪問栄養食事指導を利用する目的を確認する	・主治医からの指示書 ・栄養ケア計画書
展 開 （30分）	・自身の生活を振り返る ・自身の体重管理のあり方を認識する ・食事療法の課題を認識する	・今までの生活や食事の状況について聴き取りを行う ・現在の体重を把握しているか，体重管理に対してどのように受け止めているかを確認する ・糖尿病食事療法を進める上で障害となっている事柄は何か，療養者自身が課題を見出せるようにする	・最近の正確な体重を把握していないようであれば，同意を得て計測する
まとめ （5分）	・課題解決のためにできることを考える ・次回訪問の予定確認	・課題解決の方法を一緒に検討し，糖尿病合併症を予防していけるように励ます ・次回の日程と内容の確認	

【経過評価】

〈療養者〉

・体重管理の必要性について認識が高まったか

・糖尿病合併症予防に向けた食事療法を行うため，訪問栄養食事指導を受け入れられたか

〈実施者〉

・食事療法を行う上での課題を抽出することができたか

・療養者の気持ちや生活状況に応じた説明や提案ができたか

【形成的評価】

療養者および家族の反応，食事療法に対する意識の向上

評価

【影響評価】

・学習目標

　　糖尿病合併症予防に向けた体重管理および血糖コントロールの重要性が理解でき
たか，また，そのためには間食や主食量のとり方に留意する食事療法が必要である
ことが理解できたかを評価。

・行動目標

　　間食や主食のとり方を工夫し，適正なエネルギー摂取量になるよう食事療法を実
践できているかを評価。

　　セルフモニタリングによる体重記録表から，体重計測と記録ができるようになっ
たかを評価。

・環境目標

　　訪問時に家族から療養者の食事療法の状況について聴き取り，家族の理解・支援
が得られるようになったかを評価。

【結果評価】

　血糖コントロール目標であるHbA1c 7％未満が継続するようになったかを評価。

【総括的評価】

　家族の理解・支援が得られ，療養者自身により食事療法を実践できるようになった
か，体重管理目標および血糖コントロール目標が達成されたかを評価。

【総合的評価】

　療養者および家族の食事療法に対する意識の向上により，糖尿病合併症予防のための
在宅療養が継続して行われているかを評価。

11-2　在宅療養者とその介護者への栄養教育　　　　個人

計画

（1）アセスメント

アセスメント （対象者（母集団）の 選定，実態把握）	・現在は栄養状態良好であるが，腎機能低下，便秘がみられる。 ・傾眠にあり，覚醒時に好きなものばかりを食べる。 ・調理担当者（長男の妻）は，食べてくれることを優先した食事を出している。
課題の抽出 （優先順位を考慮）	1　便秘改善 2　摂取栄養素の偏りの是正 3　低栄養予防

（2）栄養教育計画

1）テーマと目標の設定

テ ー マ：腎臓病，認知症患者に対する訪問栄養食事指導
教育対象者：在宅療養者とその介護者

結果目標 健康の維持・増進に寄与する最終目標	評価指標
・腎機能低下が進まないようにしながら便秘を改善し，低栄養を予防する	・BUN，Cr，eGFR ・排便状況，体重変動

行動目標 食行動や食習慣の行動レベルの目標	評価指標
・便秘改善，体重維持のために摂取栄養素の偏りをなくす	・聴き取りによる食事調査の結果

学習目標 食知識，食態度に関する目標	評価指標
・便秘改善のための食品選択や食事について理解する	・聴き取りによる食事調査の結果

環境目標 環境や周囲の支援に関する目標	評価指標
・介護者の負担感を増やさず，なおかつ，療養者の状況に応じた介護が継続できる	・訪問時の介護者からの聴き取り

評価

【企画評価】

課題抽出に必要な情報は得られたか

課題の抽出は適切か

目標設定は適切か

評価指標は適切か

2）計 画 書

訪問名	腎臓病，認知症患者に対する訪問栄養食事指導
対象者	在宅療養者とその介護者
実施目標	調理負担を増やさず，便秘改善，低栄養予防を行う
実施者／トレーニング	在宅訪問管理栄養士／ケースカンファレンスに参加し，他職種と情報を共有しておく
実施場所・設備	在宅療養者居宅
その他	療養者の長男の妻が，家事や自宅での仕事をしながら，介護・調理を担っている 交通費・食材料費は実費請求（報酬：5,300円／回）

3）訪問栄養食事指導プログラム（全体計画）

回／月日	ねらい	学習形態教材	内容	具体的な評価項目
1 10/5	目的および支援内容の確認，療養者の情報収集を行う	初回訪問面接	サービス担当者会議後の変化を把握する 療養者および介護者の課題，支援内容を確認する	経過評価 ・療養者の反応 ・生活習慣，食習慣
2 10/19	便秘改善のための食事や間食の工夫を介護者に取り入れてもらう	居宅訪問面接 便秘改善のためのリーフレット，料理レシピ	調理負担を増やさずに，便秘改善に効果がある食品や料理を紹介する 水分補給について説明する	経過評価 ・体重の変動 ・食事の摂取状況 ・排便状況
3 11/19	低栄養予防のために栄養的な偏りのない食事について介護者に理解してもらう	居宅訪問面接 簡単な調理でできる料理レシピ	高齢者にとって不足しがちな栄養素について説明し，療養者の好みに合う，簡単な料理を紹介する	経過評価 ・体重の変動 ・食事の摂取状況 ・排便状況

【企画評価】
訪問実施に必要な項目が含まれているか

学習目標に合った学習形態と内容か

プログラム中に，教育実施と評価に関するもの両方が含まれているか

実 施

◎訪問指導案

　訪問のテーマ：継続訪問（第2回）

　訪問のねらい：便秘改善効果のある食事や間食を介護者に知ってもらい，取り入れてもらう

　準備するもの：体重計，メジャー，電卓，便秘改善のためのリーフレットと料理レシピ，宅配給食サービスのリーフレット

　展　　　　開：第2回訪問

過　程	学習者の活動	実施者の働きかけ	資料・留意点
導　入 （10分）	・初回訪問からの状況変化の確認	・病態，生活，食事量などに変化がなかったかを確認する ・介護者の様子（健康面や生活状況）を伺う	
展　開 （30分）	・便秘改善のポイントを理解する ・紹介された料理を取り入れようと思う ・水分補給の大切さを理解する	・便秘改善の食事や生活におけるポイントについて説明する ・介護者の調理負担が少なく，便秘改善に有効な食品や料理を紹介する ・療養者本人から水分の要求がなくても，こまめに水分補給することの大切さと水分補給方法について説明する	・便秘改善のためのリーフレット ・便秘改善料理レシピ
まとめ （5分）	・疑問を解消し，学んだことを介護に取り入れたいと思う	・本日の内容でもっと知りたかったことがないか，日々の介護に取り入れることが可能かを確認する ・次回の要望を伺う	

【経過評価】

〈療養者〉

・便秘改善について理解し，実践への意欲が高まったか

〈実施者〉

・療養者と介護者双方の気持ちや生活状況に応じた説明や提案ができたか

【形成的評価】

療養者および介護者の反応，生活や食事による便秘改善に対する意識の向上

11．高齢期の栄養支援（在宅訪問栄養食事指導）　125

> **評　価**
>
> 【影響評価】
> ・行動目標
> 　　便秘改善，体重維持のために，偏りなく食物を摂取するようになったかを評価。
> ・環境目標
> 　　介護者の負担感を増やさず，なおかつ，療養者の状況に応じた介護が継続できて
> 　いるかを評価。
>
> 【結果評価】
> 　腎機能低下が進まないようにしながら便秘を改善し，低栄養を予防できているかを評
> 価。
>
> 【総括的評価】
> 　療養者が偏りのない食物摂取を受け入れ，また，療養者にとって望ましい食事の準備
> を介護者が行い，その結果として便秘改善，腎機能低下の抑制，体重維持ができている
> かを評価。
>
> 【総合的評価】
> 　療養者および介護者の在宅療養に対する意欲の向上により，安定した在宅療養の継続
> が行われているかを評価。

ワンポイント　在宅訪問栄養食事指導では，療養者や介護者との良好な関係が前提となり，訪問時にコミュニケーションがとれることで，療養者の食事状況や栄養状態を把握することが可能となります。また，在宅訪問における管理栄養士の役割は，療養者や介護者のQOLの維持・向上を第一に考慮した栄養食事支援であることを忘れてはなりません。したがって，療養者や介護者の立場に立った具体的な方策の提案が求められています。

在宅訪問栄養食事指導

　管理栄養士が通院の困難な在宅療養者の自宅へ訪問して栄養指導を行うものとして，「在宅患者訪問栄養食事指導」（医療保険）と，管理栄養士による「居宅療養管理指導」（介護保険）とがある。

　医療保険による訪問栄養食事指導は，「在宅での療養を行っている患者であって，疾病，負傷のために通院による療養が困難な者について，保険医療機関の医師が当該患者に特掲診療料の施設基準等に規定する特別食を提供する必要性を認めた場合又は「ア　がん患者，イ　摂食機能又は嚥下機能が低下した患者，ウ　低栄養状態にある患者」のいずれかに該当するものとして医師が栄養管理の必要性を認めた場合であって，当該医師の指示に基づき，管理栄養士が患家を訪問し，患者の生活条件，し好等を勘案した食品構成に基づく食事計画案又は具体的な献立等を示した栄養食事指導箋を患者又はその家族等に対して交付するとともに，当該指導箋に従い，食事の用意や摂取等に関する具体的な指導を30分以上行った場合に算定する」とされている。

　介護保険による訪問栄養食事指導は，管理栄養士による居宅療養管理指導で，対象は特別食に該当する症例のほか，経管栄養のための流動食，嚥下困難者（そのために摂食不良となった者も含む）のための流動食，低栄養状態と診断された者の食事とされ，医療保険と若干異なる。

　厚生労働省による「人生の最終段階における医療に関する意識調査」（平成29年調査）では，末期がんの場合には調査対象者の60%近くが自宅や施設での療養を希望していた。現在，地域では医療と介護の関係者が多職種協働での取り組みが進められ，地域における食支援の重要性は高まっており，管理栄養士による在宅での専門的知識や技術が求められている。そうした中，公益社団法人 日本栄養士会 全国在宅訪問栄養食事指導研究会（現 一般社団法人 日本在宅栄養管理学会）認定の「在宅訪問管理栄養士」制度が，2011（平成23）年度にスタートした。さらに，「在宅訪問管理栄養士」の資格を取得し，かつ在宅療養者にかかわる栄養管理に通算3年以上従事した者が，「在宅栄養専門管理栄養士」の資格を取得できる制度が設けられている。

12. スポーツと栄養教育　　集団

　『文部科学白書』（平成21年度）によれば，中学校，高校での運動部の活動は，スポーツに興味・関心をもつ生徒が，より高い水準の技能や記録に挑戦する中で，運動の楽しさや喜びを味わうとともに，体力の向上や健康の増進にも極めて効果的な活動であるとされている。本節では，中学校2年の学級活動を取り上げる。その理由は，運動部活動の中心となる学年であり，また家庭科で扱う内容に栄養バランスを取り上げる機会がほとんどないからである。この時期に，健康を維持・増進し，成長するための適切な栄養・食生活について，スポーツ栄養を題材に学習することは，生涯を通じた健康や体格にも影響するため，大切である。自分に必要なエネルギーや栄養素量を理解するには，中学1年までに学んだ栄養素の知識を活用し，栄養素の量を食事に置き換えて考える能力が必要である。そのため，生徒が自分の摂取すべき栄養素について学校給食を活用して理解させ，普段から意識して食事することが必要となる。

　この授業は，体育行事や部活動の中心となる夏季休業前に行うことが望ましい。体育科教員や部活動指導者とも連携し，栄養・食事面について共通理解が得られるようにする。また，保護者（家庭）の健康に対する考え方や食知識，食生活が生徒に反映されやすいため，家庭との連携や保護者への栄養教育も重要である。ただでさえ保護者は，家族形態が核家族の割合が高く，共働きが多いため，連携が思うようにいかない場合もあるが，繰り返しの働きかけや啓発活動によって徐々に意識が高まることが期待される。

　バランスのとれた適切な量と質の食事とするためには，学校給食の献立を参考にする（図3-8）。具体的には，主食，主菜，副菜を中心に，汁物（副菜），牛乳・乳製品，果物を組み合わせるとよいことを理解させる。カレーライスやスパゲッティなどの料理は，一皿で主食，主菜，副菜がそろうが，量が十分とれているか気を配るよう合わせて伝える。さらに，生徒自身が簡単な食事をつくってみようという意欲をもたせ，調理の機会を設けて実践力をつけることも重要となる。

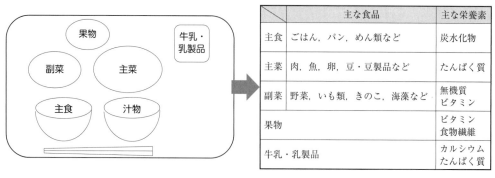

	主な食品	主な栄養素
主食	ごはん，パン，めん類など	炭水化物
主菜	肉，魚，卵，豆・豆製品など	たんぱく質
副菜	野菜，いも類，きのこ，海藻など	無機質 ビタミン
果物		ビタミン 食物繊維
牛乳・乳製品		カルシウム たんぱく質

図3-8　基本的な食事〜学校給食の献立を参考に〜

（1）アセスメント

アセスメント （対象者（母集団）の 選定，実態把握）	L中学校では，サッカーや野球，バレーボールなど運動部に所属する生徒の割合が約7割と高いが，だるさや疲れが残るなどの訴えがある生徒は約6割を占めている。また，けがが多いなどの課題もあげられる。中学2年生に定期的に行う生活状況調査では，就寝時刻の遅延化，朝食の欠食，不適切な栄養バランスなどの課題がみられた。
課題の抽出 （優先順位を考慮）	1　生活習慣（睡眠，食事など）の改善 2　栄養バランスの改善 3　運動前・中の水分摂取

（2）栄養教育計画

1）テーマと目標の設定

テ ー マ：スポーツ栄養からみた中学生の栄養・食生活
教育対象者：中学2年生

結果目標 健康の維持・増進に寄与する最終目標	評価指標
・不定愁訴の割合，けがの発生件数の推移，次年度の体力測定結果が改善する	・不定愁訴の状況 ・体力測定結果・体格

行動目標 食行動や食習慣の行動レベルの目標	評価指標
・朝食は，主食，主菜，副菜，牛乳・乳製品，果物を組み合わせる ・給食を残さず食べる ・運動30分前，運動中は早めに水分補給をする ・運動後は早めにバランスのよい食事をする	・自分の食事の改善点を見つけ，目標設定をする ・セルフモニタリングの行動目標達成率

学習目標 食知識，食態度に関する目標	評価指標
・睡眠，食事，運動の3つが体力の向上に役立つことがわかる ・タイミングのよい食事のしかたや水分のとり方を知る ・成長やよいパフォーマンスに必要な栄養素を知る	・教室終了後のアンケートによる知識・態度の調査

環境目標 環境や周囲の支援に関する目標	評価指標
・家庭へ授業の概要を情報提供し，生徒にも家族へ伝えるよう促す ・家庭で，生徒が立てた目標を実践しやすいよう手立てを話し合い，実践記録表に記入する	・家族の実践記録表への励ましのコメントの記載状況 ・生徒の観察

【評 価】

【企画評価】

課題抽出に必要な情報は得られたか

課題の抽出は適切か

目標設定は適切か

評価指標は適切か

2）計　画　書

教室名	スポーツ栄養からみた中学生の食生活
対象者	中学2年生の生徒（2クラス）
実施目標	・夏季休業前に学級活動で1回×2クラス，休業中に部活動単位で2回，合計3回実施する
実施者／トレーニング	栄養教諭／担任とのティームティーチング（T1：一斉学習時の発問や説明，まとめや目標設定，T2：板書，資料配布，生徒への個別支援などで，学習の流れをスムーズにする），プログラム開始1か月前までに打ち合わせを実施。その後必要に応じて実施者間で協議し，事前にリハーサルを実施
実施場所・設備	L中学校2学年各教室，黒板
予　算	28,000円（資料代，調理実習代）
その他	職員会議を活用して実施を周知。生徒には，授業を通じて連絡。保護者には，食育だよりなどで情報提供し，家庭での協力を依頼

3）教室プログラム（全体計画）

回／月日	ねらい	学習形態・教材	内　容	具体的な評価項目
1 7/15	スポーツ栄養の学習を通して，中学生の食事の大切さを考え，自分の食生活の改善をしようとする意欲をもつ	講義 食事チェック表 骨量の経年的変化の図	・自分の食事と給食を比較することで，栄養バランスのとれた1食分の食品の種類や量を知る ・タイミングのよい食事のしかたや水分のとり方を学習する ・骨量の経年変化を見て，カルシウムの大切さを認識する	経過評価 ・学習者のつぶやきや反応 経費 ・費用1,000（円）
2 8/3 8/4	自分で食事を用意する意欲をもつ	グループワーク：調理実習	・前時の食事の大切さを復習し，各自が立てた行動目標の実践状況について紹介し合う ・簡単にできる栄養バランスのとれた昼食をつくる	経過評価 ・参加率 ・学習者の理解度 ・調理実習時の活動の様子 ・アンケート結果 経費 ・費用27,000（円）

【企画評価】
教室実施に必要な項目が含まれているか

学習目標に合った学習形態と内容か

プログラム中に，教育実施と評価に関するもの両方が含まれているか

実 施

◎学習指導案

　本時のテーマ：スポーツ栄養からみた自分の食生活の改善点を
　　　　　　　　みつけよう

　本時のねらい：タイミングよく食事や水分をとるとパフォーマ
　　　　　　　　ンスが向上し，疲れもとれることを学ぶことで，
　　　　　　　　できることから改善しようという意欲をもつ

　準備するもの：資料，プロジェクター用マグネットシート

　展　　　　開：第1回教室

過　程	学習者の活動	実施者の働きかけ	資料・留意点
導　入 (10分)	・食事チェック表で，自分の朝食を振り返る	・体力向上には，栄養・運動・休養(睡眠)のバランスが必要であることを視覚化する ・食事チェック表について説明する	・健康の三原則「栄養・運動・休養」のバランスの図 ・食事チェック表
展　開 (35分)	・成長期に必要な食生活を知る ・骨量の経年変化を見て，気づいたことを話し合う ・タイミングのよい食事のしかたや水分のとり方を知る ・自身で取り組めそうな食事の改善点を決める(スモールステップ法)	**講義** ・成長期の食生活の大切さ(特にカルシウムと骨量の関係について) ・トレーニング中や運動後の食事や水分補給(2時間以内に食事をとると，グリコーゲンの回復が早いことに気づかせる) ・食事の改善点(行動目標)についてのアドバイス	・骨量の経年変化の図(図3-9) ・気づきのワークシート ・運動前後のグリコーゲン量の変化の図 ・実践記録表
まとめ (5分)	・立てた目標をみんなの前で発表する(目標宣言) ・発表した生徒に「すばらしいですね」と声をかける(オペラント強化)	・本日のまとめ ・次回の案内	・家庭へのお知らせ

【経過評価】

〈学習者〉

・中学生の食事の大切さを理解できたか

・健康の三原則のバランスが重要であることが理解できたか

〈実施者〉

・学習者と対話しながら，ねらいに沿った学習展開ができたか

※成長期に必要な食事を段階的に改善していくことができるように，スモールステップ法で行動目標を設定する

【形成的評価】

・中学生の食事の大切さを理解するための発問や説明のしかた，グループワークなどの時間配分は適切だったかを学習者の気づきや感想のワークシート，発言内容や活動の様子から評価

ワンポイント 中学1年の家庭科で学習する「日本人の食事摂取基準(年代，性別)」が基礎的な知識となります。身体測定結果を活用して，親世代は中学生と異なり，体重は増えても身長は増えないことを生徒に気づかせ，1日に必要なエネルギー量や栄養素量を比較させましょう。この活動を通して，中学生の時期は，食べ物をエネルギーにしていくためにより多くの栄養素量が必要であることを学校給食と関連づけて認識させましょう。

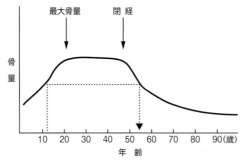

図3-9　骨量の経年的変化（女性）

出典）日本骨粗鬆症学会，日本骨代謝学会，骨粗鬆症財団：骨粗鬆症の予防と治療ガイドライン（2015年版）

骨量

年齢

最大骨量　閉経

10 20 30 40 50 60 70 80 90（歳）

中学生の骨量はまだ発育途上にあり，勝つことを目指すあまり，無理をすることの危険性にも気づかせる

評 価

【影響評価】

・学習目標

　　全3回の教室での学習や調理実習を通して，睡眠，食事，運動の3つが体力の向上に役立つことが理解できたか，中学生の食事の大切さを理解できたか，タイミングのよい食事のしかたや水分のとり方の必要性が理解できたか，運動前および運動中の水分補給が不十分であると競技力の低下を招いたり，熱中症のリスクとなったりすることが理解できたか，などを評価。

・行動目標

　　設定した目標のセルフモニタリングより算出した達成率から評価（夏休み期間中の2週間）。

・環境目標

　　家族の協力や，家族の励ましのコメント記載の状況から評価。

【結果評価】

　不定愁訴の割合，けがの発生件数の推移，次年度の体力測定結果などが改善したかを評価。

【総括的評価】

　教育プログラム終了後に影響評価，結果評価を総括して行う。

【経済評価】

・総費用：28,000円

・学習者：70人（1クラス35人×2クラス：1回以上参加）

・不定愁訴が改善した学習者の数：20人

・学習者1人当たり費用：400円（28,000円／70人）

・費用効果：1,400円（28,000円／20人）

【総合的評価】

　アセスメントや企画を含めた形成的評価から総括的評価，経済評価までの全体を総合的に評価し，次年度の計画に向けての改善に反映させる。

13. 地域における栄養教育　　　　集団

　地域において栄養教育を行う場合の留意点を以下にあげる。

　まず，地域における健康，栄養に関する課題を抽出するため，その構造（図3-10）を念頭におき，アセスメントを行う。アセスメントでは，国民健康・栄養調査の結果や，それぞれの地域で実施された栄養・生活習慣に関する調査の結果などを基礎資料とすることができる。また，地域の食環境を食物へのアクセス面と情報へのアクセス面から捉え，課題を分析することも重要である。課題の抽出は，アセスメントの結果から得られた課題と，健康日本21や食育推進基本計画などの国の政策のほか，それらに基づいて策定された地方計画と整合性をもたせた上で，優先順位をつける。

　テーマと目標の設定では，対象となる学習者のニーズを勘案する。地域における栄養教育は，特に教育的アプローチだけではなく，環境的アプローチとの統合を考慮することが重要である。教育的アプローチについては，ポピュレーションアプローチとハイリスクアプローチを組み合わせていくことも必要である。したがって，地域における栄養教育の対象となる学習者は多岐にわたる。乳幼児から高齢者まで全世代の地域住民だけでなく，農林漁業生産者，食品企業，食料品店，給食関係者（小・中学校，福祉施設，事業所，病院など），飲食店，食生活改善推進員などが学習者となり得る。

　また，どのようにしてターゲット集団に情報が届き，多くの参加者を募るかということも重要である。専業主婦など職域に属さない成人に焦点を当てた栄養教育では，学習者が固定化されていることが少なくない。就業者を学習者とする場合では，平日の日中に勤務していることが多いため，開催日や時間に考慮が必要である。

　さらに，地域における栄養教育は，参加者のみへの栄養教育にとどまらず，参加者が情報の発信者となって，家族，友人・隣人へ学習内容が波及し，地域全体の栄養改善につながるよう計画すべきである。

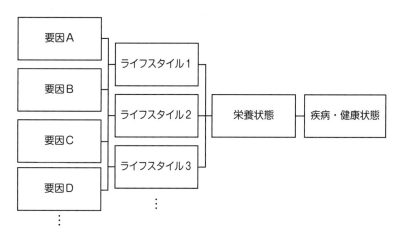

図3-10　地域における課題の構造

計 画

（1）アセスメント

アセスメント （対象者（母集団）の 選定，実態把握）	国民健康・栄養調査の結果によると，M県は野菜の摂取量が全国で最下位であった。また，20〜30代の朝食欠食率が周囲の県と比較して高かった。M県の健康寿命は長いほうである。しかし，この状態が続けば，将来，健康寿命が短縮することが予想される。
課題の抽出 （優先順位を考慮）	1　若年成人の朝食欠食率の改善 2　食事バランスの乱れの是正 3　若年成人の野菜摂取

（2）栄養教育計画

1）テーマと目標の設定

テ　ー　マ：食事バランスのよい朝食を食べる
教育対象者：若年成人（社会人）

結果目標 健康の維持・増進に寄与する最終目標	評価指標
・主観的健康感が良好になる	・全プログラム終了1か月後のアンケート調査

行動目標 食行動や食習慣の行動レベルの目標	評価指標
・朝食を毎日食べる ・主食・主菜・副菜がそろった朝食をとる ・野菜摂取量が増加する	・全プログラム終了1か月後のアンケート調査

学習目標 食知識，食態度に関する目標	評価指標
・朝食の大切さがわかる ・バランスのよい食事がわかる	・学習者の観察 ・全プログラム終了時のアンケート調査

環境目標 環境や周囲の支援に関する目標	評価指標
・家族が朝食を食べることに協力的になる	・全プログラム終了1か月後のアンケート調査

評 価

【企画評価】

課題抽出に必要な情報は得られたか

課題の抽出は適切か

目標設定は適切か

評価指標は適切か

2）計 画 書

教室名	朝食でパワーアップ！
対象者	勤労若年成人（希望者）
実施目標	バランスのよい朝食メニューを立案し，調理実習を行う
実施者／トレーニング	管理栄養士，食生活改善推進員／プログラム開始1か月前に日程調整を行い，1週間前までに打ち合わせを実施。各回前日に準備と最終打ち合わせを実施
実施場所・設備	N市保健センター栄養相談室・調理実習室
予 算	15,000円（食材料費）
その他	市民向け広報誌，市のホームページ，回覧板に募集要項を掲載

3）教室プログラム（全体計画）

回／月日	ねらい	学習形態・教材	内 容	具体的な評価項目
1 10/3 （土） 9：00〜	朝食の大切さを知る	講義	朝食を食べながら，朝食摂食の効果や大切さについて学ぶ	経過評価 ・学習者の理解度（アンケート調査） 経費 ・費用7,500（円）
2 10/17 （土） 10：00〜	バランスのよい食事がわかる	講義 グループワーク 食事バランスガイド	グループごとに，バランスのよい朝食のメニュー（料理の組み合わせ）を考える	経過評価 ・参加率 ・グループごとのメニュー
3 10/31 （土） 10：30〜	バランスのよい朝食をつくることができる	調理実習	第2回で考えたメニューをつくって食べる（昼食として）	経過評価 ・学習者の観察 ・学習者の理解度（アンケート調査） 経費 ・費用7,500（円）

ワンポイント 対象者が参加しやすい日時を設定し，魅力ある広報を行うことが大切です。

【企画評価】
教室実施に必要な項目が含まれているか

学習目標に合った学習形態と内容か

プログラム中に，教育実施と評価に関するもの両方が含まれているか

実 施

◎学習指導案

　　本時のテーマ：自分にとってバランスのよい朝食を見つけよう

　　本時のねらい：バランスのよい食事がわかり，朝食づくりに生かす

　　準備するもの：食事バランスガイド，ワークシート，実物大料理カード

　　展　　　　開：第2回教室

過程	学習者の活動	実施者の働きかけ	資料・留意点
導　入 (10分)	・前回の内容を思い出し，発言する	・本日の流れの説明する ・前回の内容を復習する	
展　開 (60分)	・食事バランスガイドの使い方がわかる ・自分の適量がわかる ・料理カードを用いて，朝食メニューを考える ・グループごとに考えたメニューを発表する	**講義** ・食事バランスガイドについて（料理の分類，SVの数え方，適量の算出法） **グループワーク** ・自分たちが食べたい朝食のメニューを考えるよう指示する ・それぞれのグループのよい点を示し，成功体験を共有する	・食事バランスガイド ・ワークシート ・料理カード
まとめ (10分)	・アンケートへの回答	・本日のまとめ ・次回の案内 ・アンケート用紙の配布と回収 ・あいさつ	・アンケート用紙

【経過評価】

〈学習者〉
・朝食の大切さがわかっているか
・食事バランスガイドを理解できたか
・主食・主菜・副菜をそろえることの大切さがわかったか
・自分たちらしい朝食を考えることができたか

※自らの成功体験や，他者の行動の観察は，自己効力感を高める

〈実施者〉
・グループワークが円滑に進むようフォローできたか

【形成的評価】
学習者の観察を通じて，積極的に学べているかを評価。また，各教室終了時のアンケート調査により，内容が理解できていたかを評価

評 価

【影響評価】

・学習目標

　　全プログラム終了1か月後にアンケート調査を実施し，学習内容の理解度・定着
　度を評価。

・行動目標

　　朝食を毎日食べているか，朝食で主食・主菜・副菜がそろっているか，副菜の
　SV数（野菜摂取量）を評価。

・環境目標

　　全プログラム終了1か月後のアンケート調査において，家族が朝食を食べること
　に協力的になったかを評価。

【結果評価】

　全プログラム終了1か月後のアンケート調査において，主観的健康感が良好になった
かを評価。

【総括的評価】

　教室開始時，各回教室終了時，全教室（第3回教室）終了直後，1か月後にアンケー
ト調査を実施し，前後比較を行う。

【経済評価】

・総費用：15,000円

・学習者：15人

・主観的健康感が良好または良好を維持した学習者の数：12人

・学習者1人当たり費用：1,000円（15,000円／15人）

・費用効用：1,250円（15,000円／12人）

【総合的評価】

　経済評価，企画評価を含めたプログラムの総合的な評価を行う。今後のプログラムの
ための見直しや改善点を整理する。

【参考文献】

・佐藤香苗・山部秀子・川上貴代ほか：管理栄養士養成課程の「栄養教育演習」における客観的臨床能力試験導入の試み．高等教育ジャーナル―高等教育と生涯学習―，**18**，125-140，2011

・加藤陽子：小児と思春期の鉄欠乏性貧血，日本内科学会雑誌，**99**（6），1201-1206，2010

・安梅勅江ほか：フォーカスグループインタビュー活用の意義―「健康日本21」への住民の声の反映に向けて，日本保健福祉学会誌，**9**（2），45-54，2003

・千年よしみ・阿部彩：フォーカス・グループ・ディスカッションの手法と課題―ケース・スタディを通じて，人口問題研究，**56**（3），56-69，2000

・原沢優子監修：目で見る訪問看護 VOL.2 訪問看護において必要な倫理と態度，医学映像教育センター，2015

・逸見幾代・佐藤香苗編：三訂マスター栄養教育論，建帛社，2020

・橘ゆかり・森美奈子編：改訂フローチャートで学ぶ栄養教育論実習，建帛社，2020

・田中平三編：「24時間食事思い出し法」マニュアル，同文書院，2019

・海老澤元宏監：新版 食物アレルギーの栄養指導，医歯薬出版，2018

・針谷順子：食教育プログラム（第3版）―子ども・成長・思春期のための料理選択型食教育―，群羊社，2017

・関根健夫・杉山真知子：ナースのためのマナー＆接遇術 ―看護のこころとセンスを磨く―，中央法規出版，2012

・安梅勅江編：ヒューマン・サービスにおけるグループインタビュー法Ⅲ／論文作成編，医歯薬出版，2010

・下田妙子編：栄養教育論演習・実習，化学同人，2009

・田中千惠子編：介護福祉スタッフのマナー基本テキスト，日本能率協会マネジメントセンター，2006

・押味和夫：やさしい血液疾患（第5版），日本医事新報社，2009

・佐々木敏：わかりやすい EBN と栄養疫学，同文書院，2005

・安梅勅江編：ヒューマン・サービスにおけるグループインタビュー法Ⅱ／活用事例編，医歯薬出版，2003

・松崎政三・寺本房子・福井富穂：チーム医療のための実践 POS 入門（臨床栄養別冊），医歯薬出版，2003

・安梅勅江：ヒューマン・サービスにおけるグループインタビュー法，医歯薬出版，2001

・森敏昭・吉田寿夫：心理学のためのデータ解析テクニカルブック，北大路書房，1990

・国立青少年教育推進機構：高校生の心と体の健康に関する意識調査報告書―日本・米国・中国・韓国の比較―，2017

・日本産婦人科医会：学校医と養護教諭のための思春期婦人科相談マニュアル，2017

・海老澤元宏ほか：厚生労働科学研究班による食物アレルギーの栄養食事指導の手引き2017

・日本栄養改善学会監：食事調査マニュアル（第3版），南山堂，2016

・日本糖尿病学会：糖尿病治療ガイド 2014-2015，文光堂，2014

・日本腎臓学会：CKD 診療ガイド2012，東京医学社，2012

・全国在宅訪問栄養食事指導研究会編：訪問栄養食事指導実践の手引き 在宅での栄養ケアのすすめかた，日本医療企画，2008

・村上 淳・宮西ユキ子・真鍋美枝子ほか：食に関する指導資料 小学校編，香川県教育委員会，pp.5-22，2007

・厚生労働省雇用均等・児童家庭局：楽しく食べるこどもに～食からはじまる健やかガイド～,「食を通じた子どもの健全育成（―いわゆる「食育」の視点から―）のあり方に関する検討会」報告書，2004
・厚生労働省：日本人の食事摂取基準（2020年版），2019
・厚生労働省：授乳・離乳の支援ガイド（2019年改定版）
・厚生労働省：特定健診・特定保健指導の手引き（第3期対応版），社会保険出版社，2018
・厚生労働省ホームページ：健診・保健指導の研修ガイドライン（平成30年4月版）
・文部科学省：高等学校学習指導要領，2019
・文部科学省：学校保健統計調査，2018
・文部科学省：文部科学白書（平成21年度），第6章 スポーツの復興のために，第4節 子どもの体力の向上，運動部活動への支援
・文部科学省ホームページ：今後の学校における食育の在り方について最終報告（2013）
・文部科学省ホームページ：食生活学習教材（中学生用，中学生指導者用）（平成21年3月）
・吉村幸雄：エクセル栄養君 Ver. 9，建帛社，2020

〔編著者〕

佐藤 香苗　第1章ねらい・概要・5，第2章，第3章ねらい・概要・9
東都大学管理栄養学部 教授

杉村 留美子　第1章3・6，第3章1
酪農学園大学農食環境学群 准教授

〔執筆者〕（五十音順）

安達 内美子　第1章2，第3章10・13
名古屋学芸大学管理栄養学部 准教授

川野 香織　第3章2
長崎国際大学健康管理学部 講師

隈元 晴子　第1章4，第3章6
藤女子大学人間生活学部 准教授

水津 久美子　第3章12
山口県立大学看護栄養学部 准教授

多田 賢代　第3章4・8・11
中国学園大学現代生活学部 教授

丹野 久美子　第1章1
宮城学院女子大学生活科学部 准教授

平田 なつひ　第3章5・7
金城学院大学生活環境学部 准教授

村上　淳　第3章3
広島修道大学健康科学部 教授

安原 幹成　第3章4・8・11
中国学園大学現代生活学部 講師

改訂 マスター栄養教育論実習

2016年（平成28年）5月10日　初版発行～第4刷
2021年（令和3年）4月30日　改訂版発行
2022年（令和4年）2月10日　改訂版第2刷発行

編著者　　佐　藤　香　苗
　　　　　杉　村　留美子

発行者　　筑　紫　和　男

発行所　　株式会社 建　帛　社
　　　　　　　　　KENPAKUSHA

〒112-0011　東京都文京区千石4丁目2番15号
　　　　　TEL（03）3944－2611
　　　　　FAX（03）3946－4377
　　　　　https://www.kenpakusha.co.jp/

ISBN 978-4-7679-0699-7　C3047
Ⓒ佐藤香苗，杉村留美子ほか，2016，2021.
（定価はカバーに表示してあります。）

中和印刷／愛千製本所
Printed in Japan